J. SCHERER
K. KUHN

Angststörungen nach ICD-10

Manual zu Diagnostik und Therapie

W0232591

JOSEF SCHERER
KARIN KUHN

Angststörungen nach ICD-10

Manual zu Diagnostik und Therapie

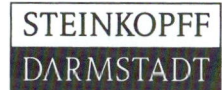

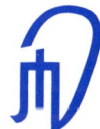

Dr. med. JOSEF SCHERER
Psychiater, Psychotherapie, Ärztlicher Direktor

KARIN KUHN
Fachärztin für Psychiatrie und Psychotherapie, Oberärztin

Klinik des Bezirks Oberbayern
am Klinikum Garmisch-Partenkirchen
Auenstraße 6, 82467 Garmisch-Partenkirchen

ISBN 3-7985-1336-8 Steinkopff Verlag Darmstadt

Die Deutsche Bibliothek – CIP-Einheitsaufnahme
Ein Titeldatensatz für diese Publikation ist bei
Der Deutschen Bibliothek erhältlich

Steinkopff Verlag Darmstadt
ein Unternehmen der BertelsmannSpringer Science+Business Media GmbH

http://www.steinkopff.springer.de

© Steinkopff Verlag Darmstadt 2002
Printed in Germany

Redaktion: Dr. Maria Magdalene Nabbe   Herstellung: Klemens Schwind
Umschlaggestaltung: Erich Kirchner, Heidelberg
Satz: K+V Fotosatz GmbH, Beerfelden

SPIN 10847454   80/7231-5 4 3 2 1 0 – Gedruckt auf säurefreiem Papier

Vorwort

Ziel dieses Manuals ist es, die wesentlichen Aspekte, die heute zur Diagnose von Angst beitragen, darzustellen. Dabei konzentrieren wir uns auf folgende Themen:
- Allgemeine Angstsymptome
- Angststörung im Kontext mit anderen Erkrankungen
- Differenzialdiagnose der Angststörungen

Die Darstellung lehnt sich sehr eng an die Formulierungen der klinisch-diagnostischen Leitlinien der ICD-10 und an die Forschungskriterien der ICD-10 an.

Garmisch-Partenkirchen,   J. Scherer
im Frühjahr 2002   K. Kuhn

Inhaltsverzeichnis

Angst ist eines der Gefühle, über das die Menschen neben der Liebe am meisten nachgedacht, geschrieben und gesprochen haben. Das 20. Jahrhundert ist mehrfach das Zeitalter der Angst genannt worden. Allerdings ist nicht beweisbar, ob die Menschen früher tatsächlich weniger Angst hatten als heute.

Angst ist ein elementarer Bestandteil unseres seelischen Befindens und stellt einen wichtigen Teil des täglichen Lebens dar. Angst fördert die Vorsicht. Sie tritt sowohl als Warnsignal im Sinne der Lebenserhaltung auf als auch als Ausdruck des Bewusstseins der brüchigen und bedrohten Existenz des Individuums in einer von ihm immer wieder mit Anstrengungen zu bewältigenden Welt. Angst hindert uns davor, die befahrene Straße zu betreten, so wie sie uns veranlasst, materielle Güter „zur Lebenssicherung" anzuhäufen. Angst ist der subjektive Gradmesser der objektiven Gefahr, tritt aber häufig ohne reale Gefahr auf. Der Mensch will Angst vermeiden und sucht Sicherheit. Angst hat die biologische Funktion, das Lebewesen vor Bedrohung zu bewahren, indem sie eine adäquate Reaktion auslöst. Diese Reaktion kann Flucht sein oder der Versuch, den Auslöser der Angst auszuschalten.

Angst kann soziale Ursachen und Funktionen haben. Angst war schon immer ein beliebtes Mittel zur Ausübung politischer Macht und ist es auch heute noch. Macht wird in vielen Teilen der Welt durch Verbreitung von Angst und Schrecken ausgeübt. In der Kindheit kann Angst auftreten, wenn die elterliche Zuwendung entzogen wird, sicher eine der härtesten Strafen, die es in der Erziehung gibt. Für den Jugendlichen ist es sehr wich-

tig, einer Gemeinschaft oder Gruppierung Gleichaltriger anzugehören, in der er sich geborgen, vertraut und sicher, vielleicht
auch mächtig fühlt. Hat er dies nicht, kommt er sich schwach
und ausgestoßen vor. Diese Angst vor dem Allein- und Ausgestoßensein wird von vielen politischen Gruppierungen und
Sekten ausgenützt. Sie versprechen ihren Mitgliedern soziale Sicherheit und „Aufgehobensein" und benützen sie gleichzeitig,
um ihre politischen und wirtschaftlichen Ziele durchzusetzen.

Während die realen, akuten Gefahren des Menschen innerhalb dieses Jahrhunderts dramatisch abgenommen haben, nehmen die irrationalen und „halbrationalen" Befürchtungen der
Menschen offensichtlich zu. Die Ursache für diese Entwicklung
ist ungeklärt. Es kann sein, dass die Unüberschaubarkeit der
Zivilisation und der Verlust von Religion und Familie neuartige
Konflikte hervorbringen und Angst vor anderen Menschen und
der Gesellschaft erzeugen.

Das Verhältnis des Menschen zur Angst ist gespalten, ambivalent. Einerseits sucht er mit allen Mitteln Angst zu vermeiden, ihr zu entfliehen und schafft sich vorsorglich alle denkbaren Versicherungen. Andererseits liegt in der Angst auch
etwas Verführerisches. Der Mensch sucht und genießt die
Angst, setzt sich in Sport und Freizeit möglichst großen Gefahren aus, nimmt Drogen und besucht Horrorfilme, nur um den
Nervenkitzel, die Angst zu erleben. Derselbe Mensch, der im
Alltag ein bestimmtes Auto nicht kauft, da es zu gefährlich ist,
begibt sich am Wochenende als Bergsteiger in höchste Lebensgefahr.

▌ Angst in der Philosophie und Literatur

Angst ist Teil des Lebens und Abwesenheit von Tod. Denker
und Dichter haben den Einfluss der Angst auf die Soziologie,
Politik, Wirtschaft, Erziehung, Religion, Philosophie und Kunst
beschrieben. Angst scheint eine tiefe menschliche Reaktion auf
die Zwänge des Lebens zu sein und den Aufbau von Staaten
und Kulturen erst möglich zu machen.

Die Aufklärung des 18. Jahrhunderts war geprägt durch die Verachtung und Angst vor Irrationalität. Angst wurde als Heimsuchung angesehen, die in ihrer Irrationalität der Kontrolle durch den Verstand unterworfen werden müsse. Angst war eine nicht annehmbare Disziplinlosigkeit der Seele, die es zu unterdrücken galt.

Als einer der ersten existentialistischen Philosophen untersuchte Sören Kierkegaard (1813–1855) Angst sowohl unter religiösen als auch unter sozialen Gesichtspunkten. Religiös gesehen komme Angst aus den Zweifeln, die er in Bezug auf die Bedeutung seiner Existenz hege. Das individuelle Leben sei vergänglich und es gebe keine Garantien für das, was danach komme. Gott schweige und die Religion biete keine Erklärung für diese beunruhigenden Unklarheiten an. Die Religion könne dem Menschen nur raten, nach seinem Glauben zu handeln.

Aus sozialer Sicht war für Kierkegaard die Angst ein Nebenprodukt der industriellen Revolution, die zu jener Zeit in Europa in voller Blüte stand. Arbeiter, die ihre Identität früher vor allem aus dem Handwerk oder ihrem Land ableiten konnten, waren zu namenlosen Rädchen im Getriebe der Produktion geworden. Die Arbeit vermittelte einem Menschen keine Bestimmung und Würde mehr. Kierkegaard nannte diese Arbeiter, die so von den Produkten ihrer Arbeit entfremdet wurden, „Nummernmännchen", also Menschen die das Gefühl hatten, nichts wert zu sein. Er betrachtete diese Entwertung des menschlichen Lebens durch die Massenproduktion als eine weitere Angstquelle für die betroffene Bevölkerung.

Trotz der Unvermeidlichkeit und der negativen Folgen der Angst verstand Kierkegaard sie jedoch als etwas, das sich positiv auf das menschliche Bewusstsein auswirken konnte. Die angstproduzierenden Tatsachen des Lebens (Sterblichkeit und Entfremdung von der Arbeit) zwingen den Menschen zu einer Wahl: Er kann sich entweder der ständigen Angst ergeben und verzweifeln oder er kann versuchen, dieses durch Hoffnung und Glauben zu überwinden. Letzteres war selbstverständlich das, was Kierkegaard als entwicklungsfördernd betrachtete.

Eine Reihe bedeutender Schriftsteller und Denker des 20. Jahrhunderts griffen das Phänomen Angst als grundlegende Erfahrung des Menschen auf. Beispiele sind Friedrich Nietzsche, Franz Kafka, Hermann Hesse, Thomas Mann, Albert Camus und Jean-Paul Sartre. Sartre z. B. war der Meinung, dass Angst die Folge „neurotisierender sozialer Bedingungen ist" und dass die Gesellschaft bis ins Innerste verdorben ist und derartig umgestaltet und revolutioniert werden sollte, dass die Angst aus den Menschen verbannt wird.

▐ Angst in der Medizin des 19. Jahrhunderts

Während sich Philosophen und Denker mit dem Phänomen Angst aus objektiver Sicht beschäftigt haben, war für die Mediziner naturgemäß die subjektive Angst des einzelnen Menschen das Ziel ihrer Beobachtungen. Im 19. Jahrhundert begann sich die psychiatrische Wissenschaft dem Studium der Angst zuzuwenden. Kasuistiken von Patienten mit Angstzuständen existieren seit der Mitte des 19. Jahrhunderts in der medizinischen Literatur und bieten oft eindrucksvolle Beschreibungen der Symptomatik. Im Jahre 1871 beschrieb Da Costa zum ersten Mal Panikattacken. Er führte sie jedoch eher auf eine Herzkrankheit als auf eine psychische Krankheit zurück. Bis etwa 1960 wurde nicht über die Arbeiten von Westphal aus dem Jahre 1872 zur Agoraphobie hinausgegangen, in denen der Autor einen Zusammenhang zwischen Angstzuständen und Vermeidungsverhalten beschrieb.

▐ Psychoanalyse

1895 grenzte Siegmund Freud (Freud, 1895) die Angstneurose von der Neurasthenie ab. Für die Angstneurose mit den charakteristischen Angstattacken – die wir heute Panikattacken nennen – und den daraus resultierenden sozialen Einschränkungen – wie etwa das Haus allein zu verlassen und zu reisen – postulierte er psychogene Ursachen. Zunächst nahm er eine direkte Störung der Libidoabfuhr durch den Koitus interruptus als eine der

Hauptursachen an. Freud nahm diese Theorie zwar zurück, war jedoch nach wie vor von einer psychodynamischen Ursache von Angst überzeugt. Das psychoanalytische Konfliktmodell blieb bis etwa 1970 für das allgemeine Verständnis von Ursachen und Behandlung von Angststörungen mit einigen Abwandlungen bestehen. In den letzten Jahren wurden – sowohl hinsichtlich der pathogenetischen Modellvorstellungen wie der therapeutischen Überlegungen – modifizierte und vor allem differenziertere Konzepte entwickelt (Hoffmann u. Hochapfel, 1995; Senf, 1996). Nach den psychoanalytischen Ätiologiekonzepten kann man die Angststörungen in solche Störungsformen einteilen, bei denen einerseits der Triebabwehrkonflikt – vor allem bei den spezifischen Phobien – und andererseits das entwicklungsbedingte Defizit bzw. die Ich-Störung die entscheidende Erklärungsbasis – vor allem bei der Generalisierten Angststörung, der Panikstörung, den Agoraphobien und Soziophobien – darstellen. Das Modell des Triebabwehrkonfliktes postuliert eine gestörte Erlebnisverarbeitung aufgrund eines unbewussten Konfliktes.

▌ Jaspers: Angst und Furcht

Der Psychiater Karl Jaspers hat zwischen Furcht und Angst unterschieden. Bei der Furcht ist die Bedrohung bekannt, da ist der bissige Hund, vor dem ich mich fürchte. Furcht hat ein Objekt, und ich kann versuchen ihm angemessen zu begegnen oder auszuweichen.

Andererseits habe ich Angst vor etwas Unbestimmtem, nicht wahrnehmbaren Unheimlichem. Ich fühle mich beklommen. Angst ist nach Jaspers ein nicht zielgerichteter Zustand, ein Verlust der inneren Sicherheit. Angst liegt wahrscheinlich der Furcht zugrunde und ist ein Sturz ins Leere, das Verlorensein. Wenn Furcht übermäßig und nicht mehr kontrollierbar wird, kann allgemeine Angst entstehen.

In der Psychiatrie wird die pathologische Furcht Phobie genannt und die pathologische Angst heißt Angsterkrankung. In den neueren Diagnoseschemata unterscheidet man Angststörungen mit Phobien von Angststörungen ohne Phobien.

▮ Verhaltenstherapie

Als Gegenpol zur Psychoanalyse entwickelte sich ein halbes Jahrhundert nach deren Einführung der Behaviorismus, der sein Augenmerk anfänglich rein auf das sichtbare und messbare Verhalten richtete. Die Symptome eines Menschen wurden als von der Umwelt determinierte Reflexe betrachtet und Lerntheorien wie die klassische und operante Konditionierung entwickelt.

Die zunächst angewandte Form, die systematische Desensibilisierung – lange Zeit das Markenzeichen der Verhaltenstherapie – erwies sich vor allem bei der Behandlung von Phobien als wirksam.

Nach der „Kognitiven Wende" durch Beck, Ellis und Meichenbaum, die kognitive Bereiche wie Motivation und persönliche Denkschemata in den Mittelpunkt der Behandlung stellten, und der Entwicklung der Reizkonfrontation trat die Verhaltenstherapie (VT) in den 80er Jahren in eine neue Phase der Anwendung bei Patienten mit schweren Angststörungen, wie bei den Patienten mit Panikstörungen und bei Patienten mit sozialer Phobie. Durch die genannten Neuerungen erlangte die individuelle Lebensgeschichte als Einflussgröße in der Verhaltenstherapie Bedeutung. Der Schwerpunkt liegt jedoch pragmatisch auf der Veränderung der als dysfunktional bewerteten Denkschemata und nicht wie in der Analyse auf dem Erfassen dahinterliegender unbewusster Prozesse. Der Therapeut nimmt in der VT eine deutlich aktivere und direktivere Haltung ein als in den tiefenpsychologisch orientierten Verfahren.

Die moderne Verhaltenstherapie verfügt inzwischen über eine Reihe von gut evaluierten Techniken, die diagnosebezogen eingesetzt werden können.

▮ Häufigkeit von Angsterkrankungen

Angsterkrankungen sind häufig, behindern und sind quälend. Angst ist sowohl das am weitesten verbreitete psychiatrische Symptom als auch die häufigste psychiatrische Diagnose nach dem schädlichen Substanzgebrauch. Man geht davon aus, dass annähernd 25% der Bewohner westlicher Länder irgendwann in ihrem Leben an einer behandlungsbedürftigen Angststörung (Lebenszeitprävalenz) leiden und fast alle zumindest zeitweilig weniger schwere Angst erleben. Frauen leiden etwa doppelt so häufig an einer Angststörung wie Männer. Die Ursachen dafür sind nicht bekannt.

▌ Therapeutische Beeinflussbarkeit von Angsterkrankungen

Freud war der Meinung, dass Panikanfälle typische Kennzeichen der Angstneurose sind und beurteilte die therapeutische Beeinflussbarkeit eher als ungünstig. Eine Änderung der therapeutischen Einschätzung zeichnete sich erst Mitte der sechziger Jahre unter dem Einfluss der Psychopharmakotherapie ab. Man erkannte, dass Panikattacken auf die Behandlung mit trizyklischen Antidepressiva im Gegensatz zu Phobien gut ansprechen.

In der Einleitung haben wir einen kurzen Überblick gegeben, wie sich innerhalb der letzten 100 Jahre der Begriff der Angststörung entwickelt, und wie man allmählich Strategien gegen die nicht normale Angst entwickelt hat. Vieles von dem, was früher beobachtet und postuliert wurde, erweist sich auch heute noch als richtig. Andererseits fangen wir eigentlich erst damit an, uns mit dem Phänomen Angst systematisch und auf der Basis von naturwissenschaftlichen Methoden zu beschäftigen und nicht nur unter abstrakten philosophischen Gesichtspunkten oder in den Beschreibungen ängstlichen Verhaltens. Die neurochemischen Vorgänge im Gehirn, die sich abspielen, wenn wir Angst haben, stehen derzeit im Zentrum des Interesses. Dieses neue Verständnis verändert natürlich auch die Behandlung der Angstzustände.

▌ Normale Angst und pathologische Angst

Alltagssorgen und Befürchtungen können bei vielen Menschen Angstsymptome hervorrufen. Trotzdem kann man in der Regel eine Angststörung von der nichtpathologischen Angst unterscheiden.

▌ **Normale Angst.** Sie ist ein physiologischer Schutzmechanismus, der den Organismus darauf vorbereitet, einer drohenden Gefahr zu begegnen, ihr auszuweichen oder sie zu bewältigen und auszuschalten. Ein Mensch mit Angst richtet seine ganze Aufmerksamkeit auf die Bedrohung, er ist angespannt und jederzeit auf eine schnelle Reaktion vorbereitet. Das Herz schlägt schneller, die Muskeln spannen sich. Der Organismus ist „auf dem Sprung" und bereit, sich der Gefahr zu stellen oder die Flucht zu ergreifen. Angst ist also eine natürliche und notwendige Warnreaktion, die der Bewältigung von Gefahren dient und für das Überleben notwendig ist. Die normale Angst ist eine emotionale und physiologische Reaktion auf eine wirkliche Bedrohung oder Gefahr. Angst in gefährlich erlebten Situationen ist also normal, das heißt, die meisten Menschen erleben in bestimmten Situationen Angst.

Normale Angst kann auch zu Kontrollverlust führen, der ängstliche Mensch kann kopflos werden und in Panik geraten, wie z. B. bei einem Erdbeben. Große Angst neigt dazu, den für die Situation zu langsamen arbeitenden Verstand auszuschalten, planlose Flucht hervorzurufen oder ungezielte Aggression freizusetzen. Als Beispiele seien Brände in Diskotheken oder einstürzende Tribünen in Fußballstadien genannt, wo Menschen einander in Panik rücksichtslos zu Tode trampeln.

Dabei darf nicht vergessen werden, dass der Begriff normale Angst kulturell und erfahrungsbedingt definiert ist. Ein Mitteleuropäer des 19. Jahrhunderts hatte Angst, in einen Eisenbahnzug einzusteigen. Für einen Mitteleuropäer unseres Jahrhunderts ist die Eisenbahn ein sehr sicherer Aufenthaltsort.

Die normale Angst erscheint als angemessene Reaktion auf eine Bedrohung. Im Gegensatz dazu steht die pathologische Angst in keinem angemessenen Verhältnis zu der entsprechenden Gefahr und kann eskalieren und sich selbstständig machen und so zu einer eigenständigen Krankheit werden, unter der der Mensch leidet.

Normale Angst bedarf normalerweise keiner spezifischen Behandlung. Trotzdem können in bestimmten Krisensituationen Gespräche zur Klärung einer schwierigen Situation oder auch kurzfristig verabreichte Medikamente hilfreich sein.

▌ **Pathologische Angst: Zu viel Angst.** Angst ohne reale Ursache ist pathologisch und wird Angststörung genannt. In diesem Fall ist Angst nicht auf irgendein bedrohendes Objekt oder ein gefährliches Geschehen gerichtet. Es handelt sich vielmehr um einen Zustand allgemeiner, besorgter Ungewissheit. Die Besorgtheit, die mit einer Angststörung verbunden ist, tritt häufig ohne Auslöser auf, wie wir dies bei der Panikstörung oder der generalisierten Angststörung kennen. Oder die Angst ist zumindest bezüglich Dauer, Häufigkeit oder Intensität deutlich übertrieben im Vergleich zu der tatsächlichen Gefahr oder der Auswirkung des befürchteten oder gefürchteten Ereignisses, wie dies bei den Phobien der Fall ist. Dabei ist dem Betroffenen die Unangemessenheit der Angst voll bewusst. In der Regel weiß ein Mitteleuropäer, dass eine Hausspinne für ihn keine Gefahr darstellt und trotzdem kann ihn beim Anblick des harmlosen Tieres lähmende Angst überfallen.

Durch die Angststörung wird das Warnsystem des Organismus in Gang gesetzt, ohne dass dafür ein echter Grund besteht. Es wird sozusagen ein falscher Alarm ausgelöst, der im Augenblick nicht als solcher zu erkennen ist.

▌ **Pathologische Angst: Zu wenig Angst.** Ebenso wie ein Zuviel an Angst ungesund ist, kann auch zu wenig Angst Krankheitswert haben. Bei Kindern kann ein Mangel an Angstgefühlen auf eine beginnende psychische Störung hinweisen. Kinder mit hirnorganischen Störungen verhalten sich manchmal scheinbar besonders mutig, nehmen die Gefahren jedoch nicht ausreichend wahr. Hyperkinetische Kinder übersehen mögliche Gefahren. Der Psychiater kennt einige Zustände pathologischer Angstfreiheit, z. B. bei der Kritikschwäche organischer Wesensveränderungen oder in manischen oder schizophrenen Psychosen, also bei Zuständen, in denen die Realitätskontrolle verloren geht oder die mit einer Umgestaltung des Wertgefüges einhergehen. Darüber hinaus kennen wir Zustände abnorm verminderter Angst bei einigen Persönlichkeitsstörungen, zum Beispiel bei der hyperthymen oder bei der antisozialen Persönlichkeitsstörung.

▌ Die subjektive Angstschwelle

Wie ein Mensch eine Bedrohung und deren Intensität empfindet, ist von entscheidender Bedeutung für das Auftreten der Angst. Jeder Mensch empfindet Angst. Jeder Einzelne erfährt jedoch das, was eine katastrophale Bedrohung ausmacht, anders.

Zum Beispiel unterscheiden sich möglicherweise Männer von Frauen dadurch, wann und wie sie Angst empfinden. Das verbreitete Stereotyp einer erhöhten Ängstlichkeit auf äußere Bedrohungen bei Mädchen wurde durch mehrere Untersuchungen in verschiedenen Altersgruppen bestätigt. An diesem Beispiel zeigt sich jedoch auch gleichzeitig ein großes Problem der Epidemiologie von psychiatrischen Krankheiten und Angsterkrankungen im Besonderen: Es bestehen große Unterschiede in der Bereitwilligkeit, mit der verschiedene Gruppen von Menschen über ihre psychischen Probleme berichten. Frauen scheinen sich leichter über Angst und Phobien auszusprechen als Männer, Schwarze leichter als Weiße. Sozial nicht akzeptierte Angst wird als Feigheit bezeichnet und ist ein Tabu, über das man nicht spricht. Eine Folge davon kann sein, dass Eltern die Intensität der Angstzustände ihrer Kinder in einem beträchtlichen Ausmaß unterschätzen.

Es scheint für jeden einzelnen Menschen eine Schwelle zu geben, bei deren Überschreitung eine Bedrohung als Katastrophe erlebt wird. In der Regel wird diese Schwelle bei der Bewältigung der Probleme des Alltagslebens nicht überschritten. Für den Einzelnen jedoch, dessen Schwelle vergleichsweise niedrig liegt und dem daher schon eine relativ kleine Bedrohung als Katastrophe erscheint, können Alltagssituationen zu unüberwindlichen Schwierigkeiten führen.

Diese Angstschwelle ist jedoch nicht für alle Zeiten beim gleichen Menschen gleich. Wir wissen, dass derselbe Mensch in einem euphorischen Zustand sehr wenig Angst empfinden und im Zustand der Depression überaus ängstlich reagieren kann.

Die Angstschwelle kann offensichtlich auch durch Training oder Einsicht in Notwendigkeiten geändert werden, wie man das am Beispiel von Menschen ersehen kann, die in gefährlichen Situationen „über sich hinausgewachsen sind". Es gibt auch das Phänomen, dass ein Mensch im Dienste seines Volkes oder einer anderen Gruppe, deren er sich zugehörig fühlt, große Gefahren oder sogar den Tod auf sich nimmt, um ihm wichtig erscheinende politische, religiöse oder ökonomische Ziele zu erreichen. Als Beispiel seien nur die Kamikaze-Flieger des Zweiten Weltkrieges oder Selbstmordattentäter genannt.

▊ Genetische Disposition

Für das Auftreten einer Angstsymptomatik sind sowohl psychologische als auch physiologische Faktoren verantwortlich, ferner ist ein genetischer Einfluss nachgewiesen.

Epidemiologische Studien und Zwillingsstudien sprechen für einen genetischen Beitrag bei der Entwicklung von Angststörungen wie z. B. der Panikstörung. Biologische Verwandte ersten Grades von Personen mit Panikstörung haben ein fünf- bis siebenfach erhöhtes Risiko, eine Panikstörung zu entwickeln. In Familien mit gehäuften affektiven oder schizophrenen Psychosen finden sich bei Kindern überdurchschnittlich häufig pathologische Angstzustände.

Dies muss jedoch nicht heißen, dass zum Beispiel eine Panikstörung von den Eltern auf die Kinder vererbt wird. Derzeit geht man eher von der Hypothese aus, dass lediglich die Veranlagung zu einer Panikstörung vererbt wird und weniger die Krankheit selbst. Ob jemand letztlich an einer Panikstörung erkrankt, hängt von der Disposition und von seinen Erfahrungen ab.

2.1 Psychische und physische Angstsymptome, Syndromdiagnosen

LERNZIELE

▌ Die sechs Kategorien von Angstsymptomen nach der ICD-10.
▌ Realangst und pathologische Angst.
▌ Kennzeichnen Sie Aussagen zu Angstsymptomen als richtig und falsch.

▌ Körperliche, seelische und soziale Manifestationen der Angst

Angst äußert sich in seelischen und das Gefühl betreffenden Symptomen wie einem unbestimmten Schwindelgefühl und einem Gefühl von Unsicherheit oder auch dem Gefühl, dass unsere Umgebung unwirklich ist. Dazu gehören auch die Angst davor, die Kontrolle über sich zu verlieren oder die Angst, verrückt zu werden oder zu sterben.

Daneben ist Angst auch durch eine große Anzahl körperlicher Symptome wie Herzklopfen, Schweißausbrüche, Zittern oder Mundtrockenheit gekennzeichnet.

Die körperlichen Symptome, wie Herzklopfen, zugeschnürte oder trockene Kehle, motorische Unruhe, Zittern, kalter

Schweiß, Harndrang und Durchfall sind nicht Folgen der Angst, sondern unmittelbare körperliche Bestandteile des Phänomens.

Angst ist immer ein körperliches und seelisches Phänomen zugleich. Es fällt auf, dass bei Angst häufig die körperlichen Beschwerden im Vordergrund liegen und zuerst beklagt werden. Es besteht offensichtlich die Tendenz, Gefühle hauptsächlich körperlich zu erleben, nämlich als Unruhe, Zittern, Herzpochen, Schwindelanfälle, Ohnmacht, Taubheit, Prickeln, Heißwerden oder Erröten.

Angst äußert sich jedoch nicht nur in körperlichen oder seelischen Symptomen, sie kommt auch im sozialen Verhalten des Menschen zum Ausdruck. Es handelt sich hierbei z. B. um das Vermeidungsverhalten, die Flucht oder den Totstellreflex. Diesen drei Symptombereichen lassen sich auch die drei Grundformen der Angststörung zuordnen: Dem seelischen Bereich entspricht die generalisierte Angst, dem körperlichen Bereich die Panikattacke und dem sozialen Bereich die Phobie.

▌ Multifaktorielle Genese und Neurose

Die neueren psychiatrischen Diagnoseinstrumente der ICD-10 (Internationale Klassifikation der Krankheiten) und dem DSM-IV vermeiden Begriffsbildungen, in denen auf die Ursache von Krankheiten geschlossen wird. Die Ausdifferenzierung der Angststörung wird nach rein phänomenologischen Gesichtspunkten durchgeführt. Insbesondere wird auf das Neurosenkonzept als Organisationsprinzip verzichtet, da der Begriff der Angstneurose implizit voraussetzt, dass das Auftreten einer Angststörung Folge eines frühkindlichen seelischen Traumas ist. Es ist jedoch bekannt, dass das Auftreten von Angst nicht in jedem Fall mit einem in der Kindheit erlebten schlimmen seelischen Ereignis verbunden ist. Zum Beispiel kann Angst als Folge einer körperlichen Krankheit oder nach der Einnahme von Drogen oder Medikamenten entstehen.

In der neueren europäischen Psychiatriegeschichte ging man am Anfang des 20. Jahrhunderts zunächst davon aus, dass Ur-

sache und auftretendes psychopathologisches Syndrom einein-
deutig zugeordnet werden können. Deshalb hatte sich die psychiatrische Forschung lange Zeit darum bemüht, bestimmte
psychopathologische Syndrome auf ganz bestimmte Ursachen,
z. B Neurosen, zurückzuführen. Diese Hoffnungen haben sich
jedoch nicht erfüllt. Die Art der psychopathologischen Auffälligkeiten – z. B. das Auftreten von Angst – erlaubt letztlich keine Rückschlüsse auf die zugrundeliegenden Ursachen.

▌ Vulnerabilität, multifaktorielle Genese

Die Vulnerabilitätstheorie nach Zubin und Spring geht davon
aus, dass bei vielen psychischen Krankheiten nicht die Krankheit an sich, sondern die Veranlagung zur Krankheit vererbt
wird. Nach dem Vulnerabilitätskonzept entsteht eine Psychose
aufgrund einer besonderen vererbbaren Verletzlichkeit (Vulnerabilität), wenn entsprechende zusätzliche Reize auftreten. Man
sagt auch, psychiatrische Erkrankungen sind multifaktoriell bedingt. Dies heißt, die Anlage, die Lebenserfahrung, das soziale
Umfeld, die Umwelt und manche organische Krankheiten erzeugen im Zusammenspiel eine bestimmte psychopathologische
Symptomatik.

▌ Ätiologische Unspezifität psychischer Syndrome

Ätiologie ist die Lehre von den Krankheitsursachen, ihren gegen-
seitigen Wechselwirkungen und ihrem Einfluss auf Ausbruch und
Schwere der Erkrankung. Ursache-Wirkungs-Beziehungen bei
psychiatrischen Erkrankungen werden derzeit als multifaktoriell
und multipotent angesehen. Sie sind weder spezifisch bezüglich
der Wirkung noch spezifisch bezüglich der Ursache. Als Folge
dieser Erkenntnisse und Hypothesen ist die ICD-10 so verfasst
worden, dass sie lediglich den Querschnitt und den Verlauf einer
psychischen Erkrankung beschreibt. Auf die Ätiologie der Erkrankung wird nicht eingegangen. Die psychiatrischen ICD-

10-Diagnosen sind also zum großen Teil Syndromdiagnosen, die sich auf die Beschreibung und Klassifikation des Krankheitszustandes beschränken. Die Ursache einer Erkrankung wird mit der psychiatrischen Diagnose nicht mitgeteilt.

▮ Syndromdiagnose

In der Psychiatrie versteht man unter einem Syndrom (oder einer Symptomkategorie) eine Zusammenfassung von Befunden und Symptomen, die häufig gemeinsam auftreten. Die Symptome eines Syndromes haben häufig Gemeinsamkeiten hinsichtlich der zugrundeliegenden Ursache, des Verlaufes, des familiären Musters oder der Wahl der Behandlung.

In den neueren psychiatrischen Klassifikationssystemen werden veränderte Prinzipien der psychiatrischen Diagnostik etabliert. Das klassische Konzept der Angstneurose und Phobie wurde zugunsten eines syndromzentrierten Ansatzes aufgegeben. Es hat sich gezeigt, dass der Begriff der Neurose nicht genügend klar definiert werden kann.

Die Diagnose der Angststörungen nach ICD-10 und auch nach DSM-IV beruht vollständig auf der Beschreibung des Auslösers der Symptomatik, dem psychopathologischen Quer- und Längsschnittsbefund mit Angabe der notwendigen Mindesthäufigkeiten und schließlich der Dauer der einzelnen Symptome und der psychosozialen Beeinträchtigung.

Angst ist durch das Auftreten einer Vielzahl verschiedener Symptome gekennzeichnet. Darüber hinaus können die Symptome nicht nur von Mensch zu Mensch wechseln, sondern auch bei einer einzelnen Person. Durch mehrere epidemiologische Studien konnten schließlich insgesamt 22 Angstsymptome aus 6 Symptomkategorien extrahiert werden, die die Angststörungen beschreiben. Mit diesen Basissymptomen können sowohl phobische wie nichtphobische Angststörungen und Angststörungen mit Panikattacken wie Angststörungen ohne Panikattacken diagnostiziert werden.

Es ist auch wichtig zu wissen, dass die unten aufgeführten 22 Angstsymptome aus den 6 Symptomkategorien bei weitem nicht die einzige Möglichkeit darstellen, wie man Angststörungen beschreiben kann. Welche Symptome man als diagnostische Kriterien verwendet, hängt letzten Endes davon ab, welche Menge von Symptomen man als Basis wählt, wenn man die verschiedenen statistischen Verfahren wie Faktorenanalyse oder Clusteranalyse durchführt. So ist z. B. das vor allem in den USA verbreitete DSM-IV mit der ICD-10 weitgehend kompatibel, obwohl im DSM-IV andere Leitsymptome zur Diagnostik von Angststörungen gewählt wurden.

Die Diagnoseinstrumente verfolgen nicht eine vollständige Aufzählung aller möglicher diagnostischer Kriterien, sondern wollen vielmehr ein anschauliches, praktisch zu handhabendes Bild des jeweiligen Syndromes vermitteln.

Wenn man Angststörungen mit Hilfe strukturierter Interviews diagnostiziert, das heißt mit Hilfe genau vorgegebener Fragen, kann eine exzellente Übereinstimmung zwischen verschiedenen Untersuchern erreicht werden. Dies ist einer der Vorteile der Methode der syndromalen Diagnostik.

Andererseits muss man erkennen, dass psychiatrische Nomenklaturen und Definitionen offensichtlich immer irgendwo einander überlappend und unvollkommen sind. Trotzdem werden sie gebraucht, um sich miteinander über das Phänomen Angst unterhalten und Strategien zur Behandlung entwickeln zu können.

2.2 Die sechs Kategorien der Angstsymptome in der ICD-10

Wie schon gesagt hat Angst eine psychische und eine physische Komponente. Wenn wir große Angst haben, so können wir vielerlei Erscheinungen der Angst beobachten. Es treten im Allgemeinen Symptome aus einer oder mehreren der folgenden Kategorien auf:

▪ vegetative Symptome
▪ Symptome, die Thorax und Abdomen betreffen
▪ psychische Symptome
▪ allgemeine Symptome
▪ Symptome der Anspannung
▪ unspezifische Symptome.

Die Forschungskriterien der ICD-10 (Internationale Klassifikation der Krankheiten) der Weltgesundheitsorganisation (WHO) definieren jede Angststörung mit Hilfe dieser sechs Symptomkategorien. Nicht bei allen Angststörungen treten notwendigerweise Symptome aus jeder dieser Symptomkategorien auf. Die sechs Symptomkategorien ermöglichen aber eine Beschreibung und das Verständnis der unterschiedlichen Auswirkungen, die Angst auf einzelne Menschen haben kann. Aus diesem Grund soll näher auf jede dieser Symptomkategorien eingegangen werden.

▪ Vegetative Symptome

Unter vegetativen Symptomen versteht man Symptome, die auf eine Störung des vegetativen Nervensystems zurückgeführt werden können. Beispiele sind schneller, regelmäßiger oder unregelmäßiger Puls (Palpitationen) oder heftiges Herzklopfen. Bei einem Menschen mit großer Angst können praktisch alle denkbaren vegetativen Symptome auftreten. Er kann schweißgebadet sein, zu zittern beginnen und einen trockenen Mund bekommen.

Die Forschungskriterien der ICD-10 nennen folgende vegetative Symptome:
1. Palpitationen, Herzklopfen oder erhöhte Herzfrequenz
2. Schweißausbrüche
3. fein- oder grobschlägiger Tremor
4. Mundtrockenheit (nicht infolge Medikation oder Exsikkose).

▌ Symptome, die Thorax und Abdomen betreffen

Wir wissen, dass Angst beklommen machen kann, sodass uns
die Luft wegbleibt. Gelegentlich kann dieser Zustand so ausgeprägt sein, dass jemand zu hyperventilieren beginnt. Hyperventilation ist schnelles Atmen und wird durch das Gefühl verursacht, nicht genügend Luft zu bekommen. Menschen, die hyperventilieren, scheinen nach Luft zu ringen. Auch kann uns
vor Angst ganz schlecht werden. Wenn wir also Angst haben,
können Beschwerden in der Brust und im Bauch auftreten.

In den Forschungskriterien der ICD-10 werden folgende Thorax
und Abdomen betreffende Symptome aufgeführt:
5. Atembeschwerden
6. Beklemmungsgefühl
7. Thoraxschmerzen oder -missempfindungen
8. Nausea oder abdominelle Missempfindungen (z.B. Unruhegefühl im Magen).

▌ Psychische Symptome

Uns kann vor Angst ganz schwindlig werden, sodass wir den
Boden unter den Füßen verlieren. Ängstliche Menschen haben
häufig ein Gefühl von Benommenheit, Unsicherheit und Schwäche. Sie können auch das Gefühl haben, die Umgebung sei unwirklich (Derealisation) oder sie seien selbst „weit entfernt"
und „nicht wirklich hier" (Depersonalisation). Dazu kann die
Angst kommen, die Kontrolle über sich zu verlieren, sich nicht
mehr „im Griff zu haben" oder verrückt zu werden und auszuflippen. Es kann auch die Angst aufkommen, sterben zu
müssen.

Die Forschungskriterien der ICD-10 nennen folgende psychische Symptome:
9. Gefühl von Schwindel, Unsicherheit, Schwäche oder Benommenheit

10. Gefühl, die Objekte sind unwirklich (Derealisation) oder man selbst ist weit entfernt oder „nicht wirklich hier" (Depersonalisation)
11. Angst vor Kontrollverlust, verrückt zu werden oder „auszuflippen"
12. Angst zu sterben.

▮ Allgemeine Symptome

Vor Angst einen Kälteschauer zu bekommen, ist uns bekannt. Uns kann aber auch ganz heiß werden vor Angst oder es kann an allen möglichen Körperstellen zu kribbeln anfangen.

Die Forschungskriterien der ICD-10 zählen folgende allgemeinen Symptome auf:
13. Hitzewallungen oder Kälteschauer
14. Gefühllosigkeit oder Kribbelgefühle.

▮ Symptome der Anspannung

Wer Angst hat, ist angespannt und zum Sprung bereit. Zu den Zeichen der Anspannung gehören alle Symptome, die eine verstärkte Muskelaktivität beschreiben. Zusammen mit Muskelanspannungen können Zittern, Zucken, wacklige Gefühle, akute und chronische Muskelschmerzen auftreten. Der ängstliche Mensch kann ruhelos und unfähig zum Entspannen sein. Er ist übermäßig aufgedreht, nervös, psychisch angespannt, wachsam, ungewöhnlich stark auf die Vorgänge in seiner unmittelbaren Umgebung ausgerichtet. Es ist so, als ob er sich vor einer Gefahr hüten müsste. Mit unruhigen Augenbewegungen sucht er die Umgebung wiederholt Stück für Stück ab. Der Hals kann wie „zugeschnürt" sein und ein „Kloß im Hals stecken".

Die Forschungskriterien der ICD-10 beschreiben folgende Symptome der Anspannung:

15. Muskelverspannung, akute oder chronische Schmerzen
16. Ruhelosigkeit und Unfähigkeit zum Entspannen
17. Gefühle von Aufgedrehtsein, Nervosität und psychischer Anspannung
18. Kloßgefühl im Hals oder Schluckbeschwerden.

▌ Unspezifische Symptome

Angst macht schreckhaft: Bei Angst kann es sein, dass wir zu einer übertriebenen Schreckreaktion neigen, sodass wir bei jedem Geräusch zusammenzucken und von jedem unerwarteten Ereignis in Panik versetzt werden.

Angst stört die Konzentration: Die Konzentration kann bei Angst gestört sein, was bis zu dem Gefühl einer „Leere im Kopf" gehen kann.

Angst lenkt ab: Wir können bei Angst nicht bei der Sache bleiben, sind ständig auf dem Sprung, ablenkbar, unsere Aufmerksamkeit ist vermindert. Wir können kaum verhindern, dass die grüblerischen Gedanken die Aufmerksamkeit auf bevorstehende Aufgaben beeinträchtigen und haben Schwierigkeiten, die Sorgen zu stoppen.

Angst macht besorgt: Ängstliche Personen sorgen sich häufig über alltägliche Lebensumstände wie mögliche berufliche Verpflichtungen, Finanzen, Gesundheit von Familienmitgliedern, schlimme Ereignisse, die ihren Kindern passieren könnten, und können so in ihrer Aufmerksamkeit eingeschränkt sein, dass Beeinträchtigungen im sozialen, beruflichen oder anderen wichtigen Funktionsbereichen folgen.

Panik, Ausweichen, Flucht, aber auch Wut und Aggression sind häufige und auch natürliche Reaktionen auf Angst. Menschen, die sich in einem Zustand der Angst befinden, sind getrieben, ungeduldig, eingeengt und reizbar. Sie fühlen sich dem Zustand hilflos ausgeliefert, was sich in gespannter Reizbarkeit und auch Aggression ausdrücken kann.

Angst lässt nicht schlafen: Wegen der ständigen Unruhe können wir bei Angst nicht schlafen. Einschlafstörungen wegen der ständigen Besorgnis sind häufig. Die Ruhelosigkeit und das ständige „auf dem Sprung sein", kann zu Erschöpfung und leichter Ermüdbarkeit führen. Da der Schlaf häufig nicht tief und erholsam ist und der ängstliche Mensch aufgrund seiner inneren Getriebenheit „nicht zur Ruhe kommt" fühlt er sich nach dem Aufwachen abgeschlagen und tagsüber nicht voll leistungsfähig.

In den Forschungskriterien der ICD-10 werden die folgenden unspezifischen Symptome aufgeführt:
19. übertriebene Reaktionen auf kleine Überraschungen oder Erschrecktwerden
20. Konzentrationsschwierigkeiten, Leeregefühl im Kopf wegen Sorgen oder Angst
21. anhaltende Reizbarkeit
22. Einschlafstörungen wegen Besorgnis.

Kaum jemand wird all diese Symptome gleichzeitig zeigen. Das auftretende Symptommuster unterscheidet sich von Patient zu Patient und die Angstzustände können sogar beim selben Patienten verschieden aussehen. Trotzdem muss ein ängstlicher Mensch zumindest bis zu einem gewissen Grad übermäßige Angst und Sorge über einen gewissen Zeitraum zeigen. Außerdem sind meistens Manifestationen aus der einen oder anderen Kategorie vorhanden. Vegetative Symptome können Sie praktisch immer finden.

▌ Zusammenfassung

Die sechs Symptomkategorien, mit denen Angst in den Forschungskriterien der ICD-10 gekennzeichnet werden, wurden beschrieben und jedes Symptom kurz erläutert. Es hat sich gezeigt dass die Angststörungen durch folgende Eigenschaften gekennzeichnet sind:

▌ Bei den Angststörungen treten „übertriebene" Symptome auf, die zu den Ereignissen oder der die Symptome hervorbringenden Situation in keinem angemessenen Verhältnis stehen.

▮ Eine Angststörung ist nicht durch ein bestimmtes Symptommuster gekennzeichnet. Die Symptome sind in ihrer Kombination verschieden und uneinheitlich.

▮ Angst hat eine psychische und eine physische Komponente.

▮ Eine Angststörung kann eine ganze Reihe von Symptomen der sechs Symtomkategorien zeigen.

In der ICD-10 werden die primären Angsterkrankungen durch 22 Symptome beschrieben, die 6 verschiedenen Kategorien zugeordnet sind:

▮ Vegetative Symptome

1. Palpitationen, Herzklopfen oder erhöhte Herzfrequenz
2. Schweißausbrüche
3. fein- oder grobschlägiger Tremor
4. Mundtrockenheit (nicht infolge Medikation oder Exsikkose).

▮ Symptome, die Thorax und Abdomen betreffen

5. Atembeschwerden
6. Beklemmungsgefühl
7. Thoraxschmerzen oder -missempfindungen
8. Nausea oder abdominelle Missempfindungen (z.B. Unruhegefühl im Magen).

▮ Psychische Symptome

9. Gefühl von Schwindel, Unsicherheit, Schwäche oder Benommenheit
10. Gefühl, die Objekte sind unwirklich (Derealisation) oder man selbst ist weit entfernt oder „nicht wirklich hier" (Depersonalisation)
11. Angst vor Kontrollverlust, verrückt zu werden oder „auszuflippen"
12. Angst zu sterben.

▌ **Allgemeine Symptome**

13. Hitzewallungen oder Kälteschauer
14. Gefühllosigkeit oder Kribbelgefühle.

▌ **Symptome der Anspannung**

15. Muskelverspannung, akute oder chronische Schmerzen
16. Ruhelosigkeit und Unfähigkeit zum Entspannen
17. Gefühle von Aufgedrehtsein, Nervosität und psychischer Anspannung
18. Kloßgefühl im Hals oder Schluckbeschwerden.

▌ **Unspezifische Symptome**

19. Übertriebene Reaktionen auf kleine Überraschungen oder Erschrecktwerden
20. Konzentrationsschwierigkeiten, Leeregefühl im Kopf wegen Sorgen oder Angst
21. anhaltende Reizbarkeit
22. Einschlafstörungen wegen Besorgnis.

2.3 Primäre und sekundäre Angstsyndrome

LERNZIELE

▌ Definition des Begriffes Angststörung.
▌ Drei Typen von Erkrankungen, die Angstsymptome aufweisen.

▌ **Einleitung**

Es ist leider so, dass die in Abschnitt 2.2 aufgeführten Symptome nicht spezifisch für Angsterkrankungen sind. Sie können auch im Verlauf anderer psychischer oder körperlicher Erkrankungen auftreten. Zum Beispiel kann man sehr leicht eine Panik-attacke mit einer paroxysmalen Tachyarrhythmie (anfallsweise schnelle Herzrhythmusstörungen) verwechseln. Wenn Angst als Folge einer anderen Krankheit auftritt, spricht man von einem sekundären Angstsyndrom.

Bevor wir uns den Unterschied zwischen einer primären Angststörung und einem sekundären Angstsyndrom klarma-chen wollen, sei daran erinnert, dass pathologische Angst ge-kennzeichnet ist durch die ungewöhnliche Intensität, Dauer, Häufigkeit und Unangemessenheit der Angst.

Bei der Diagnostik eines Angstsyndromes muss als erstes un-terschieden werden, ob es sich um eine primäre Angststörung oder um eine sekundäre Angstsymptomatik handelt.

Eine Angstsymptomatik heißt sekundär, wenn die beobachte-ten Symptome Teil einer anderen, zugrundeliegenden Erkran-kung sind.

Ein Irrtum in dieser Frage könnte sich verhängnisvoll aus-wirken. Zum Beispiel kann die Nichtbehandlung von paroxys-malen Tachyarrhythmien tödlich ausgehen.

▌ Primäre Angststörung

Bei der Angststörung ist die auftretende Angst die eigentliche Krankheit. Eine Angststörung ist dadurch gekennzeichnet, dass sich die Angst verselbstständigt hat, ohne Regel und Notwen-digkeit auftritt und den „Bezug zur Wirklichkeit" verloren hat. Bei der primären Angststörung sind die Angstsymptome nicht Teil oder Ausdruck einer anderen körperlichen oder seelischen Erkrankung.

▌ Sekundäres Angstsyndrom

Bei der sekundären Angstsymptomatik, oder wie man auch sa-gen kann, einem sekundären Angstsyndrom, ist die auftretende Angst Folge einer anderen Erkrankung oder einer Substanzwirkung. Die Angstsymptome sind Teil oder Ausdruck eines anderen körperlichen oder seelischen Geschehens. Es kann sich dabei um eine körperliche oder seelische Erkrankung, aber auch um Ausdruck einer Sucht oder einer Vergiftung handeln.

▌ Symptom und Diagnose

Angstsymptome können sowohl bei einer Angststörung auftreten wie auch bei anderen psychischen oder körperlichen Krankheiten. Diese Tatsache stellt den Arzt vor eine schwierige diagnostische Aufgabe, die auch nach sorgfältigsten Untersuchungen nicht immer gelöst werden kann.

Nur wenn die Symptome allein stehen und nicht auf eine andere Ursache zurückgeführt werden können, heißt die richtige Diagnose Angststörung.

Werden jedoch die Angstsymptome durch eine andere Erkrankung hervorgerufen, darf die Diagnose nicht „Angststörung" heißen. Es handelt sich hierbei um symptomatische Angst, die im Rahmen einer anderen Erkrankung auftritt. Symptomatische Angst, die also Folge einer anderen Krankheit ist, wird sekundäre Angst genannt.

Man kann bezüglich der Behandlung sekundärer Angst zwei Fälle unterscheiden. In vielen Fällen sekundärer Angst verschwinden die Symptome mit der Behandlung der zugrundeliegenden Erkrankung. Es ist also keine weitere spezifische Therapie der Angstsymptomatik erforderlich. Es kann jedoch auch vorkommen, dass die Behandlung der zugrundeliegenden Krankheit nicht ausreichend ist. Sekundäre Angst kann zum Beispiel zu Komplikationen der zugrundeliegenden körperlichen Erkrankung führen. Wir wollen uns nur an den Herzinfarkt erinnern, bei dem praktisch immer auch eine anxiolytische Therapie durchgeführt wird. Weitere Beispiele sind Menschen mit einer Angstsymptomatik mit kardiovaskulären Erkrankungen, erhöhtem Blutdruck oder mit Magen-Darm-Geschwüren. In diesen Fällen würde eine auf die körperliche Erkrankung begrenzte Behandlung die Angst nicht beseitigen.

2.4 Andere Erkrankungen mit Angstsymptomen

Um es noch einmal zu wiederholen: Angst kann Bestandteil oder Symptom einer anderen Erkrankung sein. Beispiele sind

∎ allgemein-körperliche Erkrankungen oder Hirnerkrankungen
∎ die Wirkung oder der Entzug von Substanzen
∎ psychiatrische Erkrankungen.

Andererseits können bestimmte Krankheiten auch zur Entwicklung von eigentlicher Angst führen. Angesichts des möglichen nahen Todes oder eines Weiterlebens mit schweren Behinderungen kann der Patient große Angst entwickeln. Auch in der Erwartung eines chirurgischen Eingriffes können z. B. Ängste entstehen.

Welche Krankheiten können sekundäre Angst hervorrufen?

Die drei Hauptgruppen von Krankheiten, die die Anzeichen und Symptome von Angst als Teil ihrer Pathophysiologie aufweisen, sollen genauer betrachtet werden:

∎ Körperliche Erkrankungen

Es gibt körperliche Erkrankungen, bei denen Symptome auftreten, die denen von Angststörungen gleichen. So können z. B. Patienten mit einer Hyperthyreose nervös und fahrig sein und so möglicherweise die Diagnose „Angststörung" bekommen, während sie in Wirklichkeit an einer Überfunktion der Schilddrüse leiden und keine primäre Angststörung haben. Weitere Erkrankungen, die Angstsymptome vortäuschen können, sind beispielsweise Hypoglykämie (Unterzucker), das Phäochromozytom (Tumor der Nebennieren) und Epilepsien. In diesen Fällen beseitigt die Behandlung der zugrundeliegenden körperlichen Erkrankung die Symptome.

▮ Drogen- und Medikamentennebenwirkungen und -entzug

Angstsymptome können als Nebenwirkungen bei langfristiger Einnahme oder durch Entzug von bestimmten Substanzen oder bei beidem entstehen. Alkohol, Nikotin, Koffein, Amphetamin und bestimmte andere Drogen können zu Vergiftungen und damit zu Angstsymptomen führen. Auch der Entzug von suchtmachenden Stoffen wie bestimmten Schlafmitteln kann Angst hervorrufen.

▮ Psychiatrische Erkrankungen

Auch affektive Erkrankungen wie Manie und Depression und schizophrene Psychosen erzeugen Symptome, die mit einer primären Angststörung verwechselt werden können. Häufig werden Depressionen als Angststörung verkannt.

■ Organische Angststörungen

Erkrankungen mit symptomatischer Angst		Erkrankung des Gehirnes und Psychiatrische Erkrankungen	Körperliche Erkrankungen mit begleitender Angst
Körperliche Erkrankung	Drogenwirkung Drogenentzug		

Endokrine Erkrankungen
Schilddrüsenüber- und
unterfunktion
Thyreotoxikose
Hyperparathyreoidismus
Phäochromozytom
Cushing-Syndrom
Karzinoidsyndrom
usw.

Metabolische Erkrankungen
Unterzucker
hypoglykämisches Koma
Hypokaliämie
Porphyrie
Hypoxie
Wassermangel
usw.

■ **Drogenwirkung,
Drogenentzug**
Sucht
Alkohol
Koffein
Nikotin
Amphetamine
Atropin
Kokain
Heroin
Marihuana
Benzodiazepine
usw.

■ **Drogenüberdosierung**
Propranolol
L-Dopa
Methyldopa
Steroide

■ **Geburtstraumata**
Zustand nach Asphyxie
minimale zerebrale
Dysfunktion

■ **Hirnkrankheiten**
Contusio cerebri
Hirntumoren (z. B. Gliome)
Hirnhauttumoren
(z. B. Meningeome)
paraneoplastische Syndrome
zerebrale Gefäßerkrankungen
Enzephalitis
Demenz
Hirnverletzungen oder
-missbildungen
Morbus Parkinson
Huntingtonsche Erkrankung
Morbus Wilson
Vaskulitiden
usw.

■ **Kardiovaskuläre
Erkrankungen**
Myokardinfarkt
Koronare Herzkrankheit
Mitralklappenprolaps
Herzrhythmus-
störungen
Postkardiotomie-
Syndrom
Hypertonus
usw.

■ **Krankheiten mit
Atemnot**
Asthma bronchiale
chronisch obstruktive
Lungenerkrankung
Pneumothorax
Lungenödem
Lungenembolie

Erkrankungen mit symptomatischer Angst			Körperliche Erkrankungen mit begleitender Angst
Körperliche Erkrankung	Drogenwirkung Drogenentzug	Erkrankung des Gehirnes und Psychiatrische Erkrankungen	
▪ **Infektionskrankheiten** Fieber Lues AIDS Tropenkrankheiten parasitäre Erkrankungen usw. ▪ **Kollagenosen**	▪ **Drogenüberdosierung** Zytostatika Antihypertensiva Digitalis Lidocain Antimalariamittel Bronchodilatoren Barbiturate usw.	▪ **Epilepsien** Epilepsie ohne Bewusstseinsstörung Epilepsie mit Bewusstseinsstörung ▪ **Psychiatrische Grunderkrankungen** schizophrene Psychosen affektive Psychosen schizoaffektive Psychosen andere Psychosen Dysthymie Zwangsstörung Persönlichkeitsstörungen usw.	▪ **Hypertonus** ▪ **Gastrointestinale Störungen** usw.

Droge: Substanz, die, wenn sie dem lebenden Organismus einverleibt wird, eine oder mehrere seiner Funktionen verändern kann.

Es ist klar geworden, dass bei der Diagnostik einer Angststörung zuerst zwischen normaler und pathologischer Angst
unterschieden werden muss. Anschließend stellt sich die Frage,
ob eine primäre Angststörung oder ein sekundäres Angstsyndrom vorliegt.

Sekundäre Angstsyndrome werden auch organische Angststörungen genannt und können bei Hirn- und Allgemein-
erkrankungen vorkommen.

Hirnorganische Angstsyndrome sind häufig unabhängig von
der Art der Grunderkrankung, können aber von der Lokalisation der Schädigung (Temporallappen, limbisches System) ab-
hängen. Beispiele sind:

▮ traumatische Psychosen (Hirnschwellung nach stumpfem
  Hirntrauma)
▮ langsam wachsende Hirntumoren (Gliome des Schläfen- und
  Frontallappens)
▮ paraneoplastische, limbische Enzephalopathie
▮ Zustand nach Enzephalitiden.

In der ICD-10 werden die organisch bedingten Angststörungen
organische Angststörungen genannt. Die organisch bedingten
Angststörungen gehören zu der Gruppe von Diagnosen, die
den etwas umständlichen Namen „psychische Störungen aufgrund einer Schädigung oder Funktionsstörung des Gehirns
oder einer körperlichen Erkrankungen" tragen.

Bei den organischen Angststörungen handelt es sich um eine
Gruppe von Angstsyndromen, die Folge einer organischen Erkrankung, die eine Funktionsstörung des Gehirnes verursacht
(z. B. Temporallappenepilepsie, Gliom, Thyreotoxikose, Phäochromozytom), sind.

Diese Diagnosenkategorie umfasst verschiedene Krankheitsbilder, die ursächlich mit einer Hirnfunktionsstörung im Zusammenhang stehen. Sie sind Folge von Primärerkrankungen
des Gehirnes oder sonstigen körperlichen Erkrankungen, die
sekundär das Gehirn betreffen. Beispiele sind endokrine
Störungen wie das Cushing Syndrom oder hirnorganische
Angstsyndrome wie bei langsam wachsenden Gliomen.

▮ Entzug und Abhängigkeit

Akute Angstsyndrome können bei der Einnahme von psychotropen Substanzen wie Alkohol, Drogen und Medikamenten und auch deren Entzug auftreten. Auch bei gewerblichen Intoxikationen ist das Auftreten von Angstsyndromen bekannt.

Bei einem Entzugssyndrom oder einer Abhängigkeit lässt sich in der Regel ein Missbrauch abhängig machender Substanzen (bisweilen nur durch Befragen von Angehörigen oder Bekannten) nachweisen.

▮ Posttraumatische Belastungsstörung

Angstsyndrome können als „langanhaltende Stressreaktion" oder „psychologisches Trauma" als Reaktion auf ein massiv belastendes Ereignis wie Gewaltverbrechen, Folter oder Katastrophen auftreten. Als Reaktion auf das belastende Trauma werden intensive Furcht, Hilflosigkeit, Alpträume, emotionale Taubheit und erhöhte Erregung beobachtet.

▮ Vorübergehende Angst

Angstsyndrome können natürlich auch als normale Reaktion auf bestimmte Gefahren und Situationen auftreten. Wesentlich ist, dass die Angst verschwindet, wenn der Auslöser verschwindet. Die Angst bezieht sich auf eine wirkliche Gefahr und steht normalerweise in einem gesunden Verhältnis zur Situation. Dazu kann gehören, einem riskanten chirurgischen Eingriff entgegenzusehen oder sich auf eine wichtige Prüfung vorzubereiten.

Angst in dieser Situation wird nicht als Angsterkrankung bezeichnet, da sie mit einer spezifischen Situation in Verbindung steht und verschwindet, wenn sich die Situation ändert.

Es kann jedoch trotzdem wichtig und sinnvoll sein, diese Situationsangst zu behandeln, besonders für Patienten mit körperlichen Erkrankungen wie z. B. Herzerkrankungen, die Angst hervorrufen: Die andauernde Angst eines solchen Men-

schen um seine Gesundheit kann die Herzerkrankung verschlimmern.

Zusammenfassung

Die sekundären Angstsyndrome (symptomatische Angst) werden später noch einmal ausführlicher besprochen.

Wichtig ist festzuhalten, dass der Arzt bei der Diagnose eines Angstsyndromes zunächst zwischen Normalangst und pathologischer Angst unterscheiden muss. Er muss sich darüber
im Klaren sein, dass die pathologische Angst gekennzeichnet
ist durch die ungewöhnliche Intensität, Dauer, Häufigkeit und
Unangemessenheit der Angst.

Ist er sich sicher, dass ein Angstzustand krankhaft ist, so
muss er sich vergewissern, dass es sich nicht um ein sekundäres Angstsyndrom handelt, bevor er eine primäre Angsterkrankung diagnostiziert. Das Angstsyndrom darf z.B. nicht hervorgerufen sein durch:

- allgemein-körperliche oder zerebrale Erkrankungen
- die Wirkung oder den Entzug von Substanzen
- psychiatrische Erkrankungen.

Außerdem können Angstsymptome als Reaktion auf eine belastende Situation oder ein psychisches Trauma auftreten.

Erst wenn der Arzt diese Möglichkeiten ausgeschlossen hat,
kann er mit einiger Sicherheit die Diagnose „Angststörung" in
Betracht ziehen.

Entscheidungsschema zur Differenzierung von Angstzuständen

Dem nachfolgenden Schema ist zu entnehmen, dass es sich bei
der Diagnose einer primären Angsterkrankung um eine Aus-
schlussdiagnose handelt. Eine (primäre) Angsterkrankung kann
erst dann diagnostiziert werden, wenn andere Ursachen ausgeschlossen sind.

| normale Angst | Ja → | keine Diagnostik eventuell stützende Therapie Gespräche, Medikamente |

↓ Nein

| sekundäres Angstsyndrom organische Krankheit | Ja → | somatische Diagnostik Therapie der Primärerkrankung |

↓ Nein

| sekundäres Angstsyndrom substanzinduziert | Ja → | Umsetzen auf Alternativpräparate Missbrauchsbehandlung |

↓ Nein

| sekundäres Angstsyndrom psychiatrische Krankheit | Ja → | psychiatrische Diagnostik Therapie der Primärerkrankung |

↓ Nein

| Angststörung auslösendes Objekt oder Situation | Ja › | phobische Angststörung Fahndung nach Auslöser psychiatrische Therapie |

↓ Nein

| Angststörung ohne Phobie mit Panikattacken | Ja → | Panikstörung Notfalltherapie erforderlich? psychiatrische Therapie |

↓ Nein

| Angststörung ohne Phobie ohne Panikattacken | Ja → | generalisierte Angststörung Notfalltherapie erforderlich? psychiatrische Therapie |

↓ Nein

| sonstige Angststörung psychiatrische Therapie |

KAPITEL 3 Der diagnostische Prozess

> **LERNZIELE**
>
> ▌ Die vier notwendigen Kriterien zur Diagnostik von Angst-
> störungen.

▌ Einleitung

Als Erstes muss der Arzt ausschließen, dass bei einem Patienten
mit krankhafter Angst ein sekundäres Angstsyndrom vorliegt.
Es handelt sich dann mit einer gewissen Wahrscheinlichkeit um
eine (primäre) Angststörung.

Nun stellt sich die Frage, welche Art von Angststörung vor
liegt.

Für die Unterscheidung der verschiedenen Angststörungen
wie der generalisierten Angststörung, der Panikstörung, Phobien, der posttraumatischen Belastungsreaktion und anderer ist
ein sorgfältiges diagnostisches Vorgehen notwendig. Diese Unterscheidung ist wichtig, da für die einzelnen Unterformen der
Angststörungen verschiedene Therapien indiziert sind. Zur Diagnose von Angststörungen wurden Grundsätze für den Arzt
festgelegt, anhand derer er Angststörungen diagnostizieren
kann.

Es soll nun der Frage nachgegangen werden, nach welchen
Gesichtspunkten die Angststörungen unterschieden werden.

▌ Die vier Kriterien zur Diagnostik der Angst

Ausgangspunkt der Diagnostik ist das ärztliche Gespräch. Der Arzt erfährt darin etwas über Art, Beginn, Verlauf und Vorgeschichte der Beschwerden. Weiterhin erhebt er Daten über die Lebensgeschichte, die derzeitige persönliche Situation, die psychosozialen Probleme und die Konflikte des Patienten. Nachdem er sich versichert hat, dass das Angstsyndrom keine Normalangst, sondern krankhaft und nicht sekundär bedingt ist, braucht der Arzt weitere Informationen für die Erstellung der genaueren Diagnose.

Die folgenden vier Kriterien werden im Allgemeinen verwendet, um primäre Angststörungen zu klassifizieren:
1. Der Auslöser der Symptome – Wovor hat der Patient Angst?
2. Symptomatik der Angst – psychopathologischer Querschnittsbefund
3. Verlauf der Symptomatik – psychopathologischer Längsschnittsbefund
4. Psychosoziale Beeinträchtigung.

▌ Auslöser

Wichtig für die diagnostische Zuordnung eines Angstsyndromes ist die Frage nach dem Auslöser der Angst. Der Arzt muss herausfinden, wovor der Patient Angst hat oder wovor er angibt, Angst zu haben.

Angststörungen werden im Allgemeinen nach den spezifischen Befürchtungen oder Ängsten des einzelnen Betroffenen klassifiziert. So geben zum Beispiel einige Patienten an, dass ein spezieller Gegenstand unüberwindliche Angst in ihnen auslöst. Meistens handelt es sich dabei um Tierarten wie Katzen, Schlangen oder Spinnen. In anderen Fällen fürchtet sich der Patient vor speziellen Situationen wie z. B. das Haus zu verlassen oder vor anderen Menschen zu essen. In wieder anderen Fällen geben die Patienten vielleicht an, ganz allgemein große Angst zu verspüren, ohne zu wissen, was sie auslöst. Diese und andere Beschwerden treten mit so großer Häufigkeit und Ähnlichkeit in der Bevölkerung auf, dass sie eine Klassifizierungsgrundlage für Angststörungen ergeben, daher hilft die Antwort des Patienten auf die Frage, wovor er Angst hat, bei der Erstellung der Diagnose.

Psychopathologischer Querschnittsbefund

Wichtig für die Diagnostik einer Angststörung ist auch, dass der Arzt feststellt, welche Symptome das Bild der Angststörung entwerfen. Die weiter oben erörterten Angstsymptome können die Diagnosestellung erheblich unterstützen. Weiterhin spielt die Anzahl der Angstsymptome, die bei einem Patienten auftreten, zur Diagnose einer Angsterkrankung eine Rolle. Wenn z. B. die generalisierte Angststörung in Betracht kommt, sollten bei einem Patienten mindestens vier Symptome aus den 6 Symptomkategorien für Angst (mit mindestens einem vegetativen Symptom) zu erkennen sein, d. h. zum Beispiel Herzklopfen, Beklemmungsgefühl, Gefühl von Benommenheit, Muskelverspannung.

Psychopathologischer Längsschnittsbefund

Die zeitliche Entwicklung der Symptomatik ist für den diagnostischen Prozess in der Psychiatrie ein wichtiger Ansatzpunkt. Der Beginn (akut, schleichend), der zeitliche Verlauf (gleichbleibend, phasenhaft, schubförmig, allmählich zunehmend) und die Dauer (akut, subchronisch, chronisch) sowie ein möglicher Symptomwechsel sind wichtige Kriterien, die zur Diagnostik von psychischen Störungen herangezogen werden.

So kann zum Beispiel das Andauern von Symptomen ein Anhaltspunkt für einen bestimmten Erkrankungstyp sein, während wiederholt auftretende akute Symptome einer bestimmten Anzahl über einen begrenzten Zeitraum eine andere Erkrankung kennzeichnen. Zum Beispiel muss für die Diagnose generalisierte Angststörung mindestens ein Symptom über sechs Monate oder länger an der Mehrzahl der Tage auftreten. Einige Symptome treten auf und verschwinden lediglich mit dem Erscheinen oder Verschwinden des gefürchteten Gegenstandes oder der Situation, wie zum Beispiel bei der Spinnenphobie.

Aus diesem Grund trägt das Symptommuster zum Erstellen der Diagnose bei. In diesem Zusammenhang gibt es drei wichtige Konzepte:

▌ Die Symptomatik kann akut oder schleichend beginnen.

▌ Der Verlauf kann gleichbleibend, phasenhaft, schubförmig oder allmählich zunehmend sein.

▌ Der Schweregrad der Erkrankung kann zunehmend, gleichbleibend, abnehmend oder wechselnd sein.

▌ Psychosoziale Beeinträchtigung

Bei jeder Erkrankung, die ein Arzt diagnostiziert, stellt sich im Rahmen der Aufwand-Nutzen-Risiko-Abwägung die Frage nach der Behandlungsbedürftigkeit.

Die Frage nach der Behandlungsbedürftigkeit ist verknüpft mit der Frage nach der Schwere und Prognose einer Erkrankung. Der Arzt muss also abschätzen, wie sehr der Patient unter den Symptomen leidet und welche Folgen die Erkrankung nach sich ziehen kann.

Die Menschen unterscheiden sich in der Toleranz und Fähigkeit Angst zu ertragen. Jeder hat eine individuelle Toleranzschwelle für die Belastungen des täglichen Lebens. So lange diese Schwelle nicht überschritten wird, können Menschen Freude am Leben empfinden, ihrer Arbeit nachgehen, einkaufen, reisen und sozialen Verpflichtungen nachkommen, auch wenn sie von Zeit zu Zeit verschiedene Angstsymptome erleben.

Angst wird häufig erst dann behandlungsbedürftig, wenn sie so stark wird, dass ein Mensch sein tägliches Leben nicht mehr befriedigend fortführen kann oder seine ihm wichtigen Aktivitäten einschränken muss.

Diese individuelle Toleranzschwelle ist von Mensch zu Mensch unterschiedlich hoch. Das bedeutet, dass der eine etwas als Katastrophe erlebt, was der andere als ärgerliche Kleinigkeit hinnimmt. Der Punkt, an dem Angst zur Beeinträchtigung führt, hängt also von der Wahrnehmung und den Interessen des Einzelnen ab.

„Mussten Sie wegen der Angst Ihre Aktivitäten einschränken?
Können Sie trotz der Angst Ihr Alltagsleben fortführen?
Beeinträchtigt die Angst Sie bei der Ausübung Ihrer Pflichten?"

Diese drei Fragen können aufdecken, ob die Toleranzschwelle
eines Menschen überschritten ist, unabhängig davon, wie hoch
oder niedrig sie liegt. Angst als Krankheit ist daher in Wirklichkeit lediglich eine Überschreitung des Normalen, bei der
die Toleranzgröße als willkürliche Grenzlinie fungiert, hinter
der die Angst in die Fähigkeit eines Menschen eingreift, sein
normales Leben zu leben. Wenn diese Schwelle überschritten
ist und die Angst das normale Leben eines Menschen beeinträchtigt, sollte eine Behandlung erfolgen.

Durch das Ausmaß der psychosozialen Beeinträchtigung
kann man also in gewisser Hinsicht die Schwere der Angsterkrankung abschätzen. Das Ausmaß der Beeinträchtigung bestimmt letzten Endes, ob bei einer Angststörung therapeutisch
interveniert werden muss, das heißt, ob Behandlungsbedarf besteht.

▌ Zusammenfassung

Die verschiedenen primären Angststörungen müssen voneinander abgegrenzt werden, da jede auf eine andere Behandlung an-
spricht. Um diese Unterscheidung vornehmen zu können,
müssen folgende vier diagnostischen Kriterien berücksichtigt
werden:

1. Der Auslöser der Symptome – d.h. was der Patient als Auslöser für seine Angst angibt. Das kann durch die Antwort auf
   die Frage: „Hat der Patient vor etwas bestimmtem Angst und
   wenn, wovor?" festgestellt werden.
2. Der psychopathologische Querschnittsbefund – d.h. welche
   Symptome und wie viele Symptome zeigt der Patient. Die
   Frage „Wie viele Symptome haben sich über einen bestimmten Zeitraum gezeigt?" können bei der Festlegung der Symp-
   tomarten und -anzahl helfen. Der Arzt muss dann die Symp-

tome wie leichte Ermüdbarkeit, Reizbarkeit, Muskelspannung einordnen, wenn der Patient nicht unter einer Panikattacke oder Phobie leidet. In diesen beiden Fällen ist es nicht nötig, die Symptome als Teil eines diagnostischen Prozesses zu kategorisieren.

3. Psychopathologischer Längsschnittsbefund – wie lange halten die Symptome an, Intervalle zwischen den Episoden und das Gesamtmuster. Das kann durch Fragen wie: „Wie lange dauern die Symptome schon an?" und „Tauchen die Symptome mit einer bestimmten Häufigkeit immer wieder auf?" aufgedeckt werden.

4. Ausmaß der psychosozialen Beeinträchtigung – das Ausmaß, bis zu dem der Patient sein Leben verändern muss. Das kann weitgehend durch Antworten auf die Fragen „Sind Einschränkungen nötig geworden?" und „Können Sie ihr bisheriges Leben fortführen?" beurteilt werden.

Auch wenn viele Hausärzte dem hier dargestellten Prozedere nicht folgen, bietet es trotzdem einen nützlichen Rahmen für das Diagnostizieren von Angststörungen. Tatsächlich wenden Ärzte dieses Verfahren an, auch wenn sie es formal nicht als solches beschreiben können.

4 **Übersicht über die wichtigsten primären Angststörungen**

LERNZIELE

▎ Zählen Sie die Haupt- und Untergruppen der Angststörungen nach ICD-10 auf.

▎ Nennen Sie das wesentliche Kennzeichen der Panikstörung.

▎ Nennen Sie das wesentliche Kennzeichen der generalisierten Angststörung.

▎ Erläutern Sie den Begriff Agoraphobie.

▎ Nennen Sie das wesentliche Kennzeichen phobischer Störungen.

▎ Nennen Sie das wesentliche Kennzeichen der Zwangsstörungen.

▎ **Einleitung**

Im Folgenden wollen wir die wichtigsten primären Angststörungen kurz vorstellen, ohne dass wir schon auf die Einzelheiten eingehen, die zur Diagnose von Angststörungen notwendig sind.

▎ **Die ICD-10**

Die „Internationale Klassifikation der Krankheiten" (ICD-10) der Weltgesundheitsorganisation wurde entwickelt, um die Diagnostik und Klassifikation psychischer Störungen international einheitlich zu gestalten. Durch operationale Definition der verschiedenen Kategorien auf Symptom- und Verlaufsebene soll der Sprachgebrauch in der Psychiatrie international einheitlich gestaltet werden und so sollen Missverständnisse und unscharfe Wortwahl weitgehend vermieden und wissenschaftliche Aussagen aus verschiedenen Ländern und Kulturkreisen vergleichbar gemacht werden. Dabei ist zu berücksichtigen, dass die ICD-10 als weltweites Klassifikationsschema sehr unterschiedlichen Ansprüchen gerecht werden muss.

Neben der „Internationalen Klassifikation der Krankheiten" (ICD-10) hat die WHO weiterhin „Forschungskriterien zur Internationalen Klassifikation psychischer Störungen" vorgelegt. Die Forschungskriterien sollen die klinischen Beschreibungen und diagnostischen Leitlinien ergänzen, die für den klinischen Gebrauch bestimmt sind und dem Kliniker einen gewissen diagnostischen Spielraum gestatten. Im Gegensatz zu den klinischen Beschreibungen und diagnostischen Leitlinien geben die Forschungskriterien der ICD-10 strikt formulierte diagnostische Kriterien vor und sind strenger und komplexer operationalisiert.

Wir halten uns bei der Darstellung der diagnostischen Kriterien in Bezug auf die Angststörungen streng an die Forschungskriterien der ICD-10. Daher erscheinen diese Kriterien mit einer Präzision, die in der klinischen Praxis im Allgemeinen nicht üblich, jedoch für die Aufstellung von Therapieplänen häufig wünschenswert ist.

Es ist zu beachten, dass sich diese Kriterien im Laufe der Zeit den wissenschaftlichen Erkenntnissen anpassen werden. Weiterhin werden die Kriterien der ICD-10 noch nicht von allen Medizinern und Mitgliedern der anderen therapeutischen Berufsgruppen akzeptiert.

▌ Klassifizierung der Angststörungen

Bevor wir bei Angst von einer Angststörung sprechen, haben wir uns vergewissert, dass die Angstsymptomatik pathologisch ist. Die auftretende Angst muss also gekennzeichnet sein durch

ihre ungewöhnliche Intensität, Dauer, Häufigkeit und Unangemessenheit. Als nächstes müssen wir uns versichern, dass das
Angstsyndrom ein primäres Angstsyndrom ist. Wir meinen also solche Angsterkrankungen, bei denen die Angstsymptome
nicht auf eine allgemein-körperliche oder zerebrale Erkrankung, auf die Wirkung oder den Entzug von Substanzen oder
auf eine psychiatrische Erkrankung zurückzuführen ist.

Die ICD-10 klassifiziert die primären Angststörungen wie folgt:

F40 **(Primäre) phobische Störungen**
F40.0   Agoraphobie
F40.00   ohne Panikstörung
F40.01   mit Panikstörung
F40.1   soziale Phobie
F40.2   spezifische isolierte Phobie
F40.8   sonstige phobische Störungen
F40.9   nicht näher bezeichnete phobische Störungen

F41 **(Primäre) sonstige Angststörungen**
F41.0   Panikstörung (episodisch paroxysmale Angst)
F41.00   mittelgradig
F41.01   schwer
F41.1   generalisierte Angststörung
F41.2   Angst und depressive Störung, gemischt
F41.3   sonstige gemischte Angststörung
F41.8   sonstige näher bezeichnete Angststörungen
F41.9   nicht näher bezeichnete Angststörungen

F42 **Zwangserkrankungen**
F42.0   vorwiegend Zwangsgedanken oder Grübelzwang
F42.1   vorwiegend Zwangshandlungen
F42.2   Zwangsgedanken und -handlungen, gemischt
F42.8   sonstige Zwangserkrankungen
F42.9   nicht näher bezeichnete Zwangserkrankungen

F43 Reaktionen auf schwere Belastungen, Anpassungs-störungen

F43.1 posttraumatische Belastungsstörung

Im Folgenden werden vor allem die eigentlichen Formen primärer pathologischer Angst dargestellt. Es handelt sich hierbei um die Phobien (F40) und Angstzustände (F41).

Die Unterteilung der „eigentlichen Angststörungen", das sind diejenigen, die unter F40 und F41 aufgeführt sind, geschieht nach einem logischen Strukturbaum.

Zunächst wird unterschieden, ob eine phobische Angst oder eine nicht phobische Angst vorliegt. Man nennt die beiden Gruppen auch Angststörungen mit Phobie und Angststörungen ohne Phobie. Die Angststörungen ohne Phobien kann man weiter unterteilen in Angststörung ohne Phobien mit Panikattacken (Panikstörung) und Angststörung ohne Phobien und ohne Panikattacken (generalisierte Angststörung).

Bitte beachten Sie: Panikattacken alleine sind keine Diagnose, sondern ein Symptom, das z.B. bei der Panikerkrankung, bei anderen Angsterkrankungen, aber auch bei anderen psychiatrischen Erkrankungen auftreten kann.

Ähnlich verhält es sich mit der Agoraphobie: Panikattacken und Agoraphobie können im Kontext mehrerer Angsterkrankungen auftreten. Panikattacken besitzen unter den phobischen Erkrankungen nur bei der Agoraphobie eine diagnostische Wertigkeit. Bei den anderen Phobien haben eventuell auftretende Panikattacken lediglich die Rolle eines Maßes für den Schweregrad der Phobie.

Wir konzentrieren uns in dem vorliegenden Manual bei der Erörterung von Angststörungen auf die phobischen und nicht-phobischen Angsterkrankungen.

Zuvor sollen jedoch die anderen Angsterkrankungen kurz beschrieben werden in Anlehnung an die klinischen Beschreibungen und diagnostischen Leitlinien der ICD-10.

▌ **Die Zwangsstörung.** Zu den Angststörungen gehören auch die Zwangsstörungen.

Diese Angstzustände sind durch das Auftreten von wiederkehrenden Zwangsgedanken und Zwangshandlungen gekennzeichnet. Für eine eindeutige Diagnose sollen wenigstens 2 Wochen lang an den meisten Tagen Zwangsgedanken oder -handlungen oder beides nachweisbar sein; sie müssen quälend sein oder die normalen Aktivitäten stören. Die Zwangssymptome müssen folgende Merkmale aufweisen:

▎ Sie müssen als eigene Gedanken oder Impulse für den Patienten erkennbar sein.

▎ Wenigstens einem Gedanken oder einer Handlung muss noch, wenn auch erfolglos, Widerstand geleistet werden, selbst wenn sich der Patient gegen andere nicht länger wehrt.

▎ Der Gedanke oder die Handlungsausführung dürfen nicht an sich angenehm sein (einfache Erleichterung von Spannung und Angst wird nicht als angenehm in diesem Sinn betrachtet).

▎ Die Gedanken, Vorstellungen oder Impulse müssen sich in unangenehmer Weise wiederholen.

▎ Vegetative Angstsymptome sind häufig vorhanden, aber auch quälende innere Anspannung ohne auffällige vegetative Stimulation.

▎ Zwangsgedanken

▎ sind Ideen, Vorstellungen oder Impulse, die den Patienten immer wieder stereotyp beschäftigen und

▎ sind fast immer quälend, weil sie gewalttätigen Inhalts oder obszön sind, oder weil sie einfach als sinnlos erlebt werden.

▎ Die betroffene Person versucht erfolglos Widerstand zu leisten.

▎ Sie werden als eigene Gedanken erlebt, selbst wenn sie als unwillkürlich und häufig als abstoßend empfunden werden.

▎ Zwangshandlungen oder -rituale

▎ sind ständig wiederholte Stereotypien und

▎ werden weder als angenehm empfunden, noch dienen sie dazu, an sich nützliche Aufgaben zu erfüllen.

▌ Die Patienten erleben sie oft als Vorbeugung gegen ein objektiv unwahrscheinliches Ereignis, das ihnen Schaden bringen oder bei dem sie selbst Unheil anrichten könnten.

▌ Im Allgemeinen, wenn auch nicht immer, wird dieses Verhalten von der betroffenen Person als sinnlos und ineffektiv erlebt. Sie versucht immer wieder, dagegen anzugehen, bei sehr lange andauernden Störungen kann der Widerstand schließlich minimal sein.

Es besteht eine enge Verbindung zwischen Zwangssymptomen, besonders Zwangsgedanken, und Depression. Patienten mit einer Zwangsstörung haben oft depressive Symptome, und Patienten, die unter rezidivierenden depressiven Störungen (F33) leiden, können während ihrer depressiven Episoden Zwangsgedanken entwickeln. In beiden Fällen wechselt der Schweregrad der Zwangssymptome im Allgemeinen entsprechend dem zu- oder abnehmenden Schweregrad der depressiven Symptome.

Die Zwangskrankheit ist bei Männern und Frauen gleich häufig, oft finden sich schon prämorbid beträchtliche zwanghafte Persönlichkeitszüge. Der Krankheitsbeginn liegt meist in der Kindheit oder im frühen Erwachsenenalter. Der Verlauf ist unterschiedlich und beim Fehlen deutlich depressiver Symptome eher chronisch.

Früher nannte man die Zwangsstörung auch anankastische Neurose oder Zwangsneurose.

Zwischen einer Zwangsstörung und einer depressiven Störung kann die Differenzialdiagnose schwierig sein, weil beide Syndrome häufig gleichzeitig auftreten. Bei einer akuten Episode soll die Diagnose Vorrang haben, deren Symptome sich zuerst entwickelt haben. Sind beide vorhanden, aber keines stärker ausgeprägt, erhält die Depression Vorrang. Bei chronischen Störungen sollten diejenigen vorrangig bezeichnet werden, deren Symptome häufiger persistieren, wenn das jeweils zweite Syndrom abklingt.

Gelegentliche Panikattacken oder leichte phobische Symptome sprechen nicht gegen diese Diagnose. Zwangssymptome bei Schizophrenie, beim Gilles-de-la-Tourette-Syndrom oder bei organischen psychischen Störungen sollen jeweils als Teil dieser Zustandsbilder betrachtet werden.

Obwohl Zwangsgedanken und -handlungen im Allgemeinen nebeneinander vorkommen, ist es dennoch sinnvoll, bei einzelnen Patienten das Vorherrschen des einen oder des anderen Symptomenkomplexes zu kennzeichnen, da sie unterschiedliche Behandlungen erfordern können.

▍ **Posttraumatische Belastungsstörung (F43.1).** Diese Erkrankung hat hauptsächlich nach dem Vietnamkrieg Bedeutung erlangt. Es handelt sich hierbei um eine lang anhaltende Störung, die nach einem schwerwiegenden Ereignis auftritt. Sie entsteht als eine verzögerte oder protrahierte Reaktion auf ein belastendes Ereignis oder eine Situation außergewöhnlicher Bedrohung oder katastrophenartigen Ausmaßes (kurz oder langanhaltend), die bei fast jedem eine tiefe Verzweiflung hervorrufen würde. Hierzu gehören eine durch Naturereignisse oder von Menschen verursachte Katastrophe, eine Kampfhandlung, ein schwerer Unfall oder Zeuge des gewaltsamen Todes anderer oder selbst Opfer von Folterung, Terrorismus, Vergewaltigung oder anderen Verbrechen zu sein.

Prämorbide Persönlichkeitsfaktoren wie bestimmte Persönlichkeitszüge, (z. B. zwanghafte oder asthenische) oder neurotische Erkrankungen in der Vorgeschichte können die Schwelle für die Entwicklung dieses Syndroms senken und seinen Verlauf verstärken, aber die letztgenannten Faktoren sind weder nötig noch ausreichend, um das Auftreten der Störung zu erklären.

Diese Störung soll nur dann diagnostiziert werden, wenn sie

▍ innerhalb von 6 Monaten nach einem traumatisierenden Ereignis von außergewöhnlicher Schwere aufgetreten ist.

▍ Eine „wahrscheinliche" Diagnose kann auch dann gestellt werden, wenn der Abstand zwischen dem Ereignis und dem Beginn der Störung mehr als 6 Monate beträgt, vorausgesetzt, die klinischen Merkmale sind typisch und es kann keine andere Diagnose (wie Angst- oder Zwangsstörung oder depressive Episode) gestellt werden.

▮ Zusätzlich zu dem Trauma muss eine wiederholte unausweichliche Erinnerung oder Wiederinszenierung des Ereignisses in Gedächtnis, Tagträumen oder Träumen auftreten.

▮ Ein deutlicher emotionaler Rückzug, Gefühlsabstumpfung, Vermeidung von Reizen, die eine Wiedererinnerung an das Trauma hervorrufen könnten, sind häufig zu beobachten, aber für die Diagnose nicht wesentlich.

▮ Die vegetativen Störungen, die Beeinträchtigung der Stimmung und das abnorme Verhalten tragen sämtlich zur Diagnose bei, sind aber nicht von erstrangiger Bedeutung.

Typische Merkmale sind das wiederholte Erleben des Traumas in sich aufdrängenden Erinnerungen (Nachhallerinnerungen, Flashbacks) oder in Träumen vor dem Hintergrund eines andauernden Gefühls von Betäubtsein und emotionaler Stumpfheit, Gleichgültigkeit gegenüber anderen Menschen, Teilnahmslosigkeit der Umgebung gegenüber, Anhedonie sowie Vermeidung von Aktivitäten und Situationen, die Erinnerungen an das Trauma wachrufen könnten. Üblicherweise findet sich Furcht vor und ein Vermeiden von Stichworten, die den Leidenden an das ursprüngliche Trauma erinnern könnten. Selten kommt es zu dramatischen akuten Ausbrüchen von Angst, Panik oder Aggression, ausgelöst durch ein plötzliches Erinnern und intensives Wiedererleben des Traumas oder der ursprünglichen Reaktion darauf.

Gewöhnlich tritt ein Zustand vegetativer Übererregtheit mit Vigilanzsteigerung, einer übermäßigen Schreckhaftigkeit und Schlaflosigkeit auf. Angst und Depression sind häufig mit den genannten Symptomen und Merkmalen assoziiert und Suizidgedanken sind nicht selten. Drogeneinnahme oder übermäßiger Alkoholkonsum können als komplizierende Faktoren hinzukommen.

Die Störung folgt dem Trauma mit einer Latenz, die Wochen bis Monate dauern kann (doch selten mehr als 6 Monate nach dem Trauma). Der Verlauf ist wechselhaft, in der Mehrzahl der Fälle kann jedoch eine Heilung erwartet werden. Bei wenigen Patienten nimmt die Störung über viele Jahre einen chronischen Verlauf und geht dann in eine dauernde Persönlichkeitsänderung über (siehe ICD-10: F62.0).

Späte, chronifizierte Folgen von extremer Belastung, d.h. solche, die noch Jahrzehnte nach der belastenden Erfahrung bestehen, sind unter ICD-10: F62.0 (andauernde Persönlichkeitsänderung nach Extrembelastung) zu klassifizieren.

In anderen Nomenklaturen wird die posttraumatische Belastungsstörung auch Fremdneurose oder traumatische Neurose genannt.

Schließlich werden in der ICD-10 noch die sogenannten diagnostischen Restkategorien aufgeführt.

▎ **Sonstige phobische Störungen (F40.8) und nicht näher bezeichnete phobische Störung (F40.9).** Dies sind diagnostische Restkategorien, die nach Möglichkeit vermieden werden sollten und die allenfalls dann zu verwenden sind, wenn die allgemeine Beschreibung der Störung zutrifft, die spezifischeren Kriterien jedoch aus Mangel an Information oder wegen widersprüchlicher Befunde nicht als erfüllt angesehen werden können.

Andere Bezeichnungen für diese Erkrankungen sind nicht näher bezeichnete Phobie und ein nicht näher bezeichneter phobischer Zustand.

▎ **Sonstige gemischte Angststörungen (F41.3).** Diese Kategorie soll für Störungen verwendet werden, welche die Kriterien für eine generalisierte Angststörung (F41.1) erfüllen und gleichzeitig deutliche (aber häufig nur kurzzeitig andauernde) Merkmale anderer Störungen aus dem Kapitel F40–F48 zeigen, aber die Kriterien für diese Störungen nicht vollständig erfüllen. Die häufigsten Beispiele hierfür sind die Zwangsstörung (F42), dissoziative Störungen (F44), Somatisierungsstörung (F45.0), undifferenzierte Somatisierungsstörung (F45.1) und hypochondrische Störung (F45.2). Wenn die Symptome dieser Störung in enger Verbindung mit außergewöhnlichen Lebensveränderungen oder belastenden Lebensereignissen auftreten, ist die Kategorie Anpassungsstörungen (F43.2) zu verwenden.

▌ **Sonstige spezifische Angststörungen (F41.8).** Diese Kategorie ist im ICD-10 nicht näher beschrieben. Sie bezeichnet den früher gebräuchlichen Begriff Angsthysterie.

▌ **Nicht näher bezeichnete Angststörung (F41.9).** Dies ist eine diagnostische Restkategorie, die nach Möglichkeit vermieden werden sollte und die allenfalls dann zu verwenden ist, wenn die allgemeine Beschreibung der Störung zutrifft, die spezifischeren Kriterien jedoch aus Mangel an Information oder wegen widersprüchlicher Befunde nicht als erfüllt angesehen werden können.

▌ Angststörungen ohne Phobien im Vergleich zu Phobien

Diese Angststörungen sollen etwas genauer angesehen werden, ohne dass zunächst auf die exakten Definitionen eingegangen wird, wie sie in den Forschungskriterien der ICD-10 gegeben werden. Als Grundlage unserer Darstellung dienen die klinischen Beschreibungen und diagnostischen Leitlinien in der ICD-10.

Sie sollen sich einen gewissen Eindruck darüber verschaffen, wie sich Angststörungen darstellen, ohne zu stark auf Einzelheiten einzugehen.

Angststörungen ohne Phobien und phobische Angststörungen sind die Hauptkategorien der Angststörungen. Sie unterscheiden sich deutlich voneinander: Im Angstzustand ohne Phobie (generalisierte Angst und Panikstörung) gibt es keinen zentralen Auslöser. Beim phobischen Syndrom kommt Angst auf, wenn der Patient versucht, sich dem gefürchteten Gegenstand oder der Situation auszusetzen.

Denken Sie auch daran, dass wir im vorangegangenen Kapitel festgestellt haben, dass die Erkrankung nicht als primäre Angststörung diagnostiziert wird, wenn die Symptome auf einer anderen Ursache beruhen, wie zum Beispiel einer körperlichen Erkrankung, Medikamentenwirkung/-entzug, einer anderen psychiatrischen Erkrankung oder zeitweiligem Stress.

Sowohl auf die situationsgebundene Angst als auch auf andere Krankheiten begleitende Ängste wird noch weiter unten in diesem Manual eingegangen.

Zu den Angststörungen ohne Phobien gehören in der Hauptsache die generalisierte Angststörung (chronisch) und die Panikstörung (anfallsweise auftretend).

▌ Die Generalisierte Angststörung

▌ Die Generalisierte Angststörung wurde früher Angstneurose genannt.

▌ Das wesentliche Symptom der generalisierten Angststörung ist eine über mindestens 6 Monate andauernde, generalisierte und anhaltende Angst, die aber nicht auf bestimmte Situationen in der Umgebung beschränkt oder darin nur anders betont ist, man nennt dies „frei flottierend".

▌ Wie bei allen Angststörungen sind die hauptsächlichen Symptome sehr unterschiedlich, aber folgende Beschwerden sind in der Regel immer vorhanden:
   - Befürchtungen (Sorge über zukünftiges Unglück, Nervosität, Konzentrationsschwierigkeiten usw.);
   - motorische Spannung (körperliche Unruhe, Spannungskopfschmerz, Zittern, Unfähigkeit, sich zu entspannen);
   - vegetative Übererregbarkeit (Benommenheit, Schwitzen, Tachykardie oder Tachypnoe, Oberbauchbeschwerden, Schwindelgefühle, Mundtrockenheit etc.).

▌ Diese Störung findet sich häufiger bei Frauen, oft in Zusammenhang mit langdauernder Belastung durch äußere Umstände.

▌ Der Verlauf ist unterschiedlich, tendiert aber zu Schwankungen und Chronifizierung.

▌ Betroffene zeigen mindestens vier Symptome aus den 6 Symptomkategorien für Angst mit mindestens einem vegetativen Symptom.

▌ Ein vorübergehendes Auftreten anderer Symptome während jeweils weniger Tage, besonders von Depression, schließt eine generalisierte Angststörung nicht aus.

▮ Bei Kindern herrschen oft das häufige Bedürfnis nach Beruhigung und wiederholt auftretende somatische Beschwerden vor.

▮ Bei der Diagnose einer generalisierten Angststörung darf der Betreffende aber nicht die vollständigen Kriterien für verschiedene psychiatrische Erkrankungen wie depressive Episode (F32), phobische Störung (F40), Panikstörung, Zwangserkrankung (F42) oder hypochondrische Störung (F45.2) erfüllen.

▮ Die Störung ist nicht zurückzuführen auf eine organische Krankheit wie eine Hyperthyreose, eine organische psychische Störung (F0) oder auf eine durch psychotrope Substanzen bedingte Störung (F1), z. B. auf einen exzessiven Genuss von amphetaminähnlichen Substanzen oder auf einen Benzodiazepinentzug.

▮ Die Panikattacke

Wenn die Angstsymptome akut und konzentriert nur für ein paar Minuten, im Durchschnitt etwa 30 Minuten, auftreten, sprechen wir von einer Panikattacke. Panikattacken entstehen plötzlich und konzentriert mit einer Vielzahl von Angstmanifestationen. Panikattacken können bei verschiedenen Krankheiten auftreten wie bei der Panikstörung oder der Depression, sind also keine Diagnose nach der ICD-10.

▮ Die Panikstörung

▮ Die Panikstörung wird auch episodische paroxysmale Angst genannt.

▮ Das wesentliche Kennzeichen der Panikstörung sind wiederkehrende schwere Angstattacken (Panik) über einen Zeitraum von mindestens einem Monat, die sich nicht auf eine spezifische Situation oder besondere Umstände beschränken und deshalb auch nicht vorhersehbar sind.

▮ Wie bei anderen Angststörungen variieren die Symptome von Person zu Person, typisch ist aber der plötzliche Beginn mit Herzklopfen, Brustschmerz, Erstickungsgefühlen, Schwindel und Entfremdungsgefühlen (Depersonalisation oder Derealisation).

▌ Fast stets entsteht dann sekundär auch Furcht zu sterben, vor Kontrollverlust oder Angst, wahnsinnig zu werden.

▌ Die einzelnen Anfälle dauern meist nur Minuten, manchmal auch länger. Häufigkeit und Verlauf der Störung sind sehr unterschiedlich.

▌ Patienten erleben in einer Panikattacke häufig ein Crescendo der Angst und der vegetativen Symptome, was zu einem meist fluchtartigen Verlassen des Ortes führt. Kommt dies in einer besonderen Situation vor, z. B. in einem Bus oder in einer Menschenmenge, so wird der Patient möglicherweise in Zukunft diese Situation meiden. Auf ähnliche Weise können häufig und unvorhersehbare Panikattacken Angst vor dem Alleinsein oder vor öffentlichen Plätzen hervorrufen.

▌ Einer Panikattacke folgt meist die ständige Furcht vor einer erneuten Attacke.

▌ Eine Panikstörung soll nur bei Fehlen der unter F40 genannten Phobien diagnostiziert werden.

▌ Panikattacken können besonders bei Männern im Zusammenhang mit depressiven Störungen auftreten. Wenn die Kriterien für eine Depression erfüllt sind, soll eine Panikstörung nicht als Hauptdiagnose erscheinen.

Wenn Agoraphobie und Panikstörung gleichzeitig bestehen, spricht man von Agoraphobie mit Panikstörung. Hierin unterscheidet sich die ICD-10 zum Beispiel von dem amerikanischen Diagnoseinstrument DSM-IV, hier spricht man nicht von Agoraphobie mit Panikstörung, sondern von Panikstörungen mit Agoraphobie.

Panikstörung und Agoraphobie haben nach DSM-IV und in der ICD-10 gegensätzliche diagnostische Priorität. Während in der ICD-10 die Panikstörung der Phobie diagnostisch nachgeordnet und daher die Diagnose Panikstörung nur gestellt werden darf, wenn keine spezifische oder soziale Phobie vorliegt, räumt das DSM-IV der Panikstörung diagnostische Priorität ein.

Die Panikattacken sind bereits mehrmals erwähnt worden ohne genau zu sagen, was eigentlich darunter zu verstehen ist. Eine **Panikattacke** hat alle nun folgenden Charakteristika:

▌ Es handelt sich um eine einzelne Episode von intensiver Angst oder Unbehagen.
▌ Sie beginnt abrupt.
▌ Sie erreicht innerhalb weniger Minuten ein Maximum und dauert mindestens einige Minuten.
▌ Mindestens insgesamt vier Symptome aus den folgenden Symptomkategorien, davon mindestens ein vegetatives Symptom, müssen vorliegen:
  – vegetative Symptome (mindestens ein Symptom obligat)
  – Thorax und Abdomen betreffende Symptome
  – psychische Symptome
  – allgemeine Symptome.

Nun kommen wir zu einem anderen Thema, dem Thema Angst und Depression. Wenn jemand eine Depression hat und nicht nur enttäuscht oder deprimiert ist, ist die Stimmung gewöhnlich niedergedrückt, die Kranken wachen morgens frühzeitig auf, sie verlieren ihr Interesse und ihren Appetit und sind entweder gehemmt oder unruhig. Es stellt sich die Frage, ob man Angst und Depression eindeutig voneinander abgrenzen kann. Diese Frage ist nicht einfach zu beantworten. Angst und Depression treten in 80% der Fälle gemeinsam auf, man sagt auch, sie zeigen eine Komorbidität von 80%. Wie kann man das eine vom anderen unterscheiden? In einigen Fällen ist dies tatsächlich zunächst nicht möglich.

Trotzdem deuten die Ergebnisse aus der Verlaufsforschung darauf hin, dass Depression und Angst voneinander abgrenzbare Phänomene darstellen, die jeweils einen eigenen Beitrag zu der Erkrankung des Betroffenen leisten.

Als Faustregel darf zum Beispiel gelten, dass Angstpatienten, die älter als 40 Jahre sind und vorher keine Angstzustände hatten, aller Wahrscheinlichkeit nach an einer agitierten Depression leiden. Auch die Familienanamnese gibt gelegentlich Hinweise für die Diagnose.

In der Regel kann der erfahrene Arzt nach einer gewissen Zeit genau unterscheiden, ob die zugrundeliegende Krankheit Angst ist oder eine Depression. Dann wird er entweder eine Angststörung oder zum Beispiel eine depressive Episode als Hauptdiagnose stellen. Es gibt jedoch Fälle, wo dieses Problem auch bei sorgfältiger Diagnosestellung nicht gelöst werden kann und für diese wenigen Fälle hat die ICD-10 eine eigene Diagnose eingeführt.

▌ Angst und depressive Erkrankung, gemischt

Diese Kategorie soll bei gleichzeitigem Bestehen von Angst und Depression Verwendung finden, jedoch nur, wenn keine der beiden Störungen ein Ausmaß erreicht, das eine entsprechende einzelne Diagnose rechtfertigen würde. Zeigt sich schwere Angst mit einem geringeren Anteil von Depression, muss eine der anderen Kategorien für Angst oder phobische Störungen verwendet werden. Treten beide Syndrome in so starker Ausprägung auf, dass beide einzeln kodiert werden können, soll diese Kategorie nicht verwendet werden. Falls aus praktischen Gründen nur eine Diagnose möglich ist, ist der Depression Vorrang zu geben. Einige vegetative Symptome wie Tremor, Herzklopfen, Mundtrockenheit, Magenbeschwerden usw. müssen zumindest vorübergehend vorhanden sein.

▌ Ergänzende Hinweise. Diese Kategorie soll nicht verwendet werden, wenn es sich nur um Besorgnis oder übertriebene Bedenken ohne vegetative Symptome handelt. Wenn die Symptome, die die Kriterien für diese Störungen erfüllen, in enger Verbindung mit außergewöhnlichen Lebensveränderungen oder belastenden Lebensereignissen auftreten, ist die Kategorie Anpassungsstörungen (F43.2) zu verwenden.

Patienten mit dieser Kombination verhältnismäßig milder Symptome werden in der Primärversorgung häufig gesehen. Noch viel häufiger finden sie sich in der Bevölkerung, ohne dass sie je in medizinische oder psychiatrische Behandlung gelangen.

▌ Diagnostische Leitlinien

▌ Vorhandensein von Angst und Depression in leichter oder mittlerer Ausprägung, ohne Vorherrschen des einen oder anderen.

▌ Zumindest vorübergehendes Auftreten von vegetativen Symptomen.

▌ Die Symptome erfüllen nicht die Kriterien einer Angststörung oder einer depressiven Episode.

Dazugehöriger Begriff: leichte oder nicht anhaltende ängstliche Depression.

Ausschluss: anhaltende ängstliche Depression (Dysthymia, F34.1).

▌ Phobien

▌ Bei den phobischen Erkrankungen handelt es sich um eine Gruppe von Erkrankungen, bei der Angst ausschließlich oder überwiegend durch eindeutig definierte, im Allgemeinen ungefährliche Situationen oder Objekte außerhalb der betreffenden Person hervorgerufen wird.

▌ Diese Situationen oder Objekte werden charakteristischerweise gemieden oder voller Angst ertragen.

▌ Phobische Angst ist subjektiv, physiologisch und im Verhalten von anderen Angstformen nicht zu unterscheiden und reicht von leichtem Unbehagen bis hin zu panischer Angst. Befürchtungen des Betreffenden können sich auf Einzelsymptome wie Herzklopfen oder Schwächegefühl beziehen und treten häufig zusammen mit sekundären Ängsten vor dem Sterben, Kontrollverlust oder dem Gefühl, wahnsinnig zu werden, auf.

▌ Die Angst wird nicht durch die Erkenntnis gemildert, dass andere Menschen die fragliche Situation nicht als gefährlich oder bedrohlich betrachten.

▌ Allein die Vorstellung, dass die phobische Situation eintreten könnte, erzeugt gewöhnlich schon Erwartungsangst.

▌ Das Kriterium, dass das phobische Objekt oder die phobische Situation außerhalb der betreffenden Person liegen,
führt dazu, dass viele Ängste, die sich auf das Vorliegen einer Krankheit (Nosophobie) oder einer körperlichen Entstellung (Dysmorphophobie) beziehen, unter hypochondrischer
Störung klassifiziert werden müssen.

▌ Bezieht sich jedoch die Furcht vor Krankheit in erster Linie
und wiederholt auf ein mögliches Infektions- oder Vergiftungsrisiko, auf ärztliche Handlungen (Injektionen, Operationen usw.) oder auf medizinische Institutionen (Zahnarztpraxen, Krankenhäuser etc.), dann ist eine Einordnung unter
den Phobien zutreffend.

▌ Phobische Angst tritt häufig gleichzeitig mit einer Depression auf. Bereits vorher bestehende phobische Angst verschlimmert sich fast immer während einer zusätzlichen depressiven Episode. Manche depressive Episoden werden zeitweilig von phobischer Angst begleitet; eine depressive Stimmung findet sich bei einigen Formen von Phobien, insbesondere bei der Agoraphobie.

▌ Zwei Diagnosen, phobische Angst und depressive Episode,
sind erforderlich, wenn sich die eine Störung eindeutig vor
der anderen entwickelte, und wenn zur Zeit der Diagnosestellung eine deutlich überwiegt. Bestanden die Kriterien für
eine depressive Störung bereits vor den phobischen Symptomen, dann sollte erstere zunächst diagnostiziert werden.

▌ Die meisten phobischen Störungen, mit Ausnahme der Agoraphobie, sind bei Frauen häufiger.

▌ In der ICD-10 wird eine Panikattacke (F41.0), die in einer
bereits bestehenden phobischen Situation auftritt, als Ausdruck für den Schweregrad der Phobie gewertet, der diagnostischer Vorrang einzuräumen ist. Eine eigentliche Panikstörung soll nur bei Fehlen der sozialen oder spezifischen
Phobie diagnostiziert werden.

Im Folgenden soll nun auf die einzelnen Arten von Phobien etwas genauer eingegangen werden.

▌ Spezifische Phobie

▌ Hierbei handelt es sich um Phobien, die auf ganz spezifische Situationen beschränkt sind wie auf die Nähe bestimmter Tiere, in der Höhe, bei Donner und Dunkelheit, beim Fliegen, in geschlossenen Räumen, beim Urinieren, Defäkieren auf öffentlichen Toiletten, beim Verzehr bestimmter Speisen, Zahnarztbesuch, Anblick von Blut oder Verletzungen oder die Furcht, bestimmten Erkrankungen ausgesetzt zu sein.

▌ Obwohl die auslösende Situation eng begrenzt ist, kann sie wie bei der Agoraphobie oder einer sozialen Phobie Panik auslösen.

▌ Spezifische Phobien entstehen gewöhnlich in der Kindheit und im frühen Erwachsenenalter und können unbehandelt jahrelang bestehen.

▌ Das Ausmaß der eintretenden Behinderung hängt davon ab, wie leicht die betreffende Person die phobische Situation vermeiden kann. Im Gegensatz zur Agoraphobie wechselt die Furcht vor dem phobischen Objekt nicht.

▌ Strahlenkrankheit und Geschlechtskrankheiten sind häufig Objekt der Krankheitsphobien, in jüngster Zeit auch AIDS.

▌ Die psychischen und vegetativen Symptome müssen primäre Manifestationen der Angst sein und dürfen nicht auf anderen Symptomen wie Wahn oder Zwangsgedanken beruhen.

▌ Soziale Phobie

▌ Diese Störung wurde früher soziale Neurose genannt.

▌ Diese Störungen beginnen oft in der Jugend, zentrieren sich um die Furcht vor prüfender Betrachtung durch andere Menschen in verhältnismäßig kleinen Gruppen, nicht dagegen in Menschenmengen, und führen schließlich dazu, dass soziale Situationen vermieden werden.

▌ Im Unterschied zu den meisten Phobien sind soziale Phobien bei Frauen und Männern gleich häufig.

▌ Sie können klar abgegrenzt sein und beispielsweise auf Essen und Sprechen in der Öffentlichkeit oder Treffen mit dem anderen Geschlecht beschränkt sein. Oder sie sind unbestimmt und treten in fast allen Situationen außerhalb des Familienkreises auf. Angst, in der Öffentlichkeit zu erbrechen, kommt vor.

▪ Direkter Augenkontakt wird in einigen Kulturen als ausgesprochen belastend empfunden.

▪ Soziale Phobien sind in der Regel mit einem niedrigen Selbstwertgefühl und Furcht vor Kritik verbunden.

▪ Sie können sich in Beschwerden wie Erröten, Vermeiden von Blickkontakt, Händezittern, Übelkeit oder Drang zum Wasserlassen äußern.

▪ Dabei meint der Patient manchmal, dass eine dieser sekundären Manifestationen seiner Angst das primäre Problem darstellt.

▪ Die Symptome können sich bis zur Panikattacke verstärken.

▪ In extremen Fällen kann beträchtliches Vermeidungsverhalten schließlich zur vollständigen Isolation führen.

▪ Die psychischen und vegetativen Symptome müssen primäre Manifestationen der Angst sein und dürfen nicht auf anderen Symptomen wie Wahn oder Zwangsgedanken beruhen.

▪ Agoraphobie und depressive Störungen sind die wichtigsten Differenzialdiagnosen. In schweren Fällen, in denen die betroffene Person schließlich an das Haus gefesselt ist, kann der Zustand wie die Folge einer schweren Agoraphobie aussehen.

Agoraphobie

▪ Der Begriff Agoraphobie wird in der ICD-10 in einer weiter gefassten Bedeutung verwendet als ursprünglich eingeführt und als noch in einigen Ländern üblich. Er bezieht sich jetzt nicht nur auf Angst vor offenen Plätzen, sondern zum Beispiel auch auf Menschenmengen oder die Schwierigkeit, sich sofort und leicht an einen sicheren Platz, im Allgemeinen nach Hause, zurückziehen zu können.

▪ Der Terminus beschreibt also eine zusammenhängende und sich häufig überschneidende Gruppe von Phobien, mit der Angst, das eigene Haus zu verlassen, Geschäfte zu betreten, sich in eine Menschenmenge oder auf öffentliche Plätze zu begeben oder alleine in Zügen, Bussen oder Flugzeugen zu reisen.

❙ Auch wenn der Schweregrad der Angst und das Ausmaß des Vermeidungsverhaltens differieren, ist diese Phobie besonders einschränkend. Einige Betroffene sind schließlich völlig an ihr Haus gefesselt.

❙ Viele Patienten empfinden Panik bei dem Gedanken zu kollabieren und hilflos in der Öffentlichkeit liegen zu bleiben. Das Fehlen eines sofort benutzbaren Fluchtweges ist eines der Schlüsselsymptome vieler dieser agoraphobischen Situationen.

❙ Überwiegend sind Frauen betroffen.

❙ Der Beginn liegt meistens im frühen Erwachsenenalter.

❙ Depressive und zwanghafte Symptome sowie soziale Phobien können zusätzlich vorhanden sein, beherrschen aber das klinische Bild nicht.

❙ Ohne effektive Behandlung wird die Agoraphobie häufig chronisch, wenn auch im Allgemeinen fluktuierend.

❙ Man unterscheidet Agoraphobie ohne Panikstörung von der Agoraphobie mit Panikstörung.

❙ Es muss bedacht werden, dass manche Agoraphobiker wenig Angst erleben, da es ihnen ständig gelingt, phobische Situationen zu vermeiden.

❙ Auch wenn andere Symptome wie Depression, Depersonalisation, Zwangssymptome und soziale Phobien auftreten, kann diese Diagnose gestellt werden, vorausgesetzt, die anderen Symptome beherrschen das klinische Bild nicht.

❙ War jedoch die betroffene Person bereits ausgeprägt depressiv, als die phobischen Symptome erstmals auftraten, kann eine depressive Episode die treffendere Hauptdiagnose sein; dies kommt vor allem bei einem späteren Beginn vor.

❙ Zusammenfassung

Die ICD-10 gruppiert die uns interessierenden Angststörungen in die folgenden Kategorien:

F40   **(Primäre) phobische Störungen**
    F40.0   Agoraphobie
    F40.00 ohne Panikstörung
    F40.01 mit Panikstörung
    F40.1   soziale Phobie
    F40.2   spezifische isolierte Phobie

F41   **(Primäre) sonstige Angststörungen**
    F41.0   Panikstörung (episodisch paroxismale Angst)
    F41.00 mittelgradig
    F41.01 schwer
    F41.1   generalisierte Angststörung
    F41.2   Angst und depressive Störung, gemischt

F42   **Zwangserkrankungen**
    F42.0   vorwiegend Zwangsgedanken oder Grübelzwang
    F42.1   vorwiegend Zwangshandlungen
    F42.2   Zwangsgedanken und -handlungen, gemischt
    F42.8   sonstige Zwangserkrankungen
    F42.9   nicht näher bezeichnete Zwangserkrankungen

F43   **Reaktionen auf schwere Belastungen, Anpassungsstörungen**
    F43.1   posttraumatische Belastungsstörung

Dieses Manual konzentriert sich hauptsächlich auf die generalisierte Angststörung, Panikstörung und die Phobien.

▎ Angststörungen ohne Phobie

Bei den Angststörungen ohne Phobie, also der generalisierten Angststörung und der Panikstörung, ist die Angst im Gegensatz zu den Phobien nicht auf ein spezielles Objekt oder eine bedrohliche Situation beschränkt. Die Angst ist nicht zielgerichtet, sie ist frei flottierend. Sie kann plötzlich, überfallsartig als Panikattacken – wie bei der Panikstörung – auftreten oder chronisch verlaufen wie bei der generalisierten Angststörung.

Bei der generalisierten Angststörung dürfen keine Panikattacken auftreten, sonst heißt die Erkrankung Panikstörung.

█ **Die generalisierte Angststörung.** Das wesentliche Symptom der generalisierten Angststörung ist eine über mindestens 6 Monate andauernde, generalisierte und anhaltende Angst, die aber nicht auf bestimmte Situationen in der Umgebung beschränkt oder darin nur anders betont ist, d. h., sie ist frei flottierend. Betroffene zeigen mindestens vier Symptome aus den 6 Symptomkategorien für Angst mit mindestens einem vegetativen Symptom. Bei der Diagnose einer generalisierten Angststörung darf der Betreffende aber nicht die vollständigen Kriterien für verschiedene psychiatrische Erkrankungen wie depressive Episode (F32), phobische Störung (F40), Panikstörung, Zwangserkrankung (F42) oder hypochondrische Störung (F45.2) erfüllen. Die Störung ist nicht zurückzuführen auf eine organische Krankheit wie eine Hyperthyreose, eine organische psychische Störung (F0) oder auf eine durch psychotrope Substanzen bedingte Störung (F1), z. B. auf einen exzessiven Genuss von amphetaminähnlichen Substanzen oder auf einen Benzodiazepinentzug.

█ **Panikattacken.** Eine Panikattacke hat alle folgenden Charakteristika: Sie ist eine einzelne Episode von intensiver Angst oder Unbehagen, beginnt abrupt, erreicht innerhalb weniger Minuten ein Maximum und dauert mindestens einige Minuten, mindestens insgesamt vier Symptome aus den 6 Symptomkategorien für Angst, davon mindestens ein vegetatives Symptom, müssen vorliegen. Panikattacken kommen im Kontext vieler Angststörungen vor und sind daher ein Symptom und keine Diagnose.

█ **Panikstörung.** Das wesentliche Kennzeichen der Panikstörung sind wiederkehrende schwere Angstattacken (Panik) über einen Zeitraum von mindestens einem Monat, die sich nicht auf eine spezifische Situation oder besondere Umstände beschränken und deshalb auch nicht vorhersehbar sind. Wie bei anderen

Angststörungen variieren die Symptome von Person zu Person, typisch ist aber der plötzliche Beginn mit Herzklopfen, Brustschmerz, Erstickungsgefühlen, Schwindel und Entfremdungsgefühlen (Depersonalisation oder Derealisation). Die einzelnen Anfälle dauern meist nur Minuten, manchmal auch länger. Patienten erleben in einer Panikattacke häufig ein Crescendo der Angst und der vegetativen Symptome, was zu einem meist fluchtartigen Verlassen des Ortes führt. Einer Panikattacke folgt meist die ständige Furcht vor einer erneuten Attacke. Eine Panikstörung darf nicht diagnostiziert werden, wenn eine Phobie besteht. Panikstörung und Agoraphobie haben im DSM-IV und in der ICD-10 gegensätzliche diagnostische Priorität. Während in der ICD-10 die Panikstörung der Agoraphobie (und auch der sozialen und spezifischen Phobie) diagnostisch nachgeordnet ist und daher die Diagnose Panikstörung nur gestellt werden darf, wenn weder eine Agoraphobie noch eine soziale oder spezifische Phobie vorliegt, räumt DSM-IV der Panikstörung diagnostische Priorität ein.

▌ **Angst und depressive Erkrankung, gemischt.** Diese Kategorie soll bei gleichzeitigem Bestehen von Angst und Depression Verwendung finden. Es darf keine der beiden Erkrankungen vorherrschen. Zusätzlich darf keine der beiden Erkrankungen ein Ausmaß erreichen, das eine entsprechende einzelne Diagnose rechtfertigen würde. Patienten mit dieser Kombination verhältnismäßig milder Symptome werden in der Primärversorgung häufig gesehen. Noch viel häufiger finden sie sich in der Bevölkerung, ohne je medizinische oder psychiatrische Behandlung in Anspruch zu nehmen.

▌ **Phobien**

Bei den phobischen Erkrankungen handelt es sich um eine Gruppe von Erkrankungen, bei der Angst ausschließlich oder überwiegend durch eindeutig definierte, im Allgemeinen ungefährliche Situationen oder Objekte außerhalb der betreffenden Person hervorgerufen wird. Diese Situationen oder Objekte werden charakteristischerweise gemieden oder voller Angst ertragen. Phobische Angst unterscheidet sich in ihren Symptomen nicht von den anderen Angstformen. Phobische Angst tritt häufig gleichzeitig mit Depression auf.

▌ **Spezifische Phobie.** Das herausragende Merkmal der spezifischen Phobie ist eine anhaltende, irrationale Furcht vor einem Gegenstand oder einer Situation und der dringende Wunsch, diesen aus dem Weg zu gehen. Die Furcht muss in diesem Fall außerhalb eines angemessenen Verhältnisses zu dem Auslöser stehen und eine normale Reaktion übersteigen. Phobische Patienten können beispielsweise Angst vor Katzen, Schlangen oder Spinnen, Höhen oder geschlossenen Räumen haben.

▌ **Soziale Phobie.** Eine andere Reaktionsart ist bei Menschen zu beobachten, die eine ausgeprägte und anhaltende Angst vor sozialen Situationen oder Leistungssituationen, in denen Peinlichkeiten auftreten können, haben. Diese phobischen Patienten versuchen Situationen zu vermeiden, in denen sie von anderen beobachtet werden können. Wichtig dabei ist, dass sie fürchten, ihr Verhalten könnte lächerlich oder peinlich sein.

Gleichzeitig ist diesen Menschen bewusst, dass die Angst übertrieben oder unbegründet ist. Solche Menschen können z. B. nicht vor anderen essen oder trinken oder eine öffentliche Toilette benutzen. Sie können z. B. öffentliches Reden fürchten, da sie sich sorgen, dass andere das Zittern ihrer Hände oder Stimme bemerken könnten. Diese Furcht ist als soziale Phobie einzuordnen. Wenn das auftretende Vermeidungsverhalten die normale Lebensführung oder ihre berufliche Leistung deutlich einschränkt oder erhebliches Leiden verursacht, ist eine soziale Phobie zu diagnostizieren

▌ **Agoraphobie.** Die schwerwiegendste Phobie ist die Furcht davor, die Wohnung zu verlassen, bei gleichzeitiger Angst, alleine zu bleiben. Das Hauptmerkmal der Agoraphobie ist die Angst, sich an Orten oder in Situationen zu befinden, in denen im Falle des Auftretens einer Panikattacke oder panikartiker Symptome eine Flucht schwierig oder peinlich oder keine Hilfe verfügbar wäre. Der Begriff kommt aus dem Griechischen und bedeutet „Die Angst vor dem Marktplatz". Diese Angst führt häufig zu erheblichen Einschränkungen im täglichen Leben und in den persönlichen Beziehungen des Patienten. Die Agoraphobie kann mit und ohne Panikattacken auftreten.

Es gibt also folgende Angststörungen:

▌ Die ICD-10 kennt (primäre) phobische Störungen, bestehend aus Agoraphobie (ohne Panikstörung und mit Panikstörung), sozialer Phobie und spezifischer isolierter Phobie.

▌ Es gibt (primäre) Angststörungen ohne Phobie, die Panikstörung (mittelgradig und schwer), die generalisierte Angststörung und schließlich Angst und depressive Störung, gemischt.

KAPITEL 5

Die Forschungskriterien der ICD-10

Das Ziel der Forschungskriterien der ICD-10 ist eine möglichst genaue Beschreibung der psychiatrischen Diagnosen, um homogene Untergruppen definieren zu können. Die Kriterien sind besonders restriktiv gestaltet, um die Genauigkeit (Spezifität) des diagnostischen Prozesses zu erhöhen, womit allerdings die Sensitivität (Empfindlichkeit) des Prozesses geringer wird. Mit den Forschungskriterien der ICD-10 werden also alle die Fälle erfasst, deren diagnostische Zuordnung nach dem derzeitigen Kenntnisstand als sicher gilt.

Die klinischen und diagnostischen Leitlinien der ICD-10 haben eine andere Funktion: Sie sollen auch die Zuordnung von Krankheitsbildern erlauben, deren Erscheinung nicht eindeutig ausgeprägt ist, bei denen einzelne Kriterien nicht vollständig erfüllt sind. Die klinischen und diagnostischen Leitlinien geben also dem Arzt mehr diagnostischen Spielraum als die Forschungskriterien der ICD-10.

Die Forschungskriterien der ICD-10 sind sehr rigide und besitzen damit eine hohe Spezifität. Durch diese Vorgehensweise entstehen automatisch „Restgruppen" an Diagnosen. Es handelt sich dabei um Patienten, die zum Beispiel ein Symptom weniger aufweisen als gefordert und bei denen trotzdem klar ist, dass sie eine Angststörung haben, die behandelt werden muss. Diesen weniger klaren Fällen sieht sich häufig der Hausarzt gegenüber, bei denen eine differenzierte Diagnose letzten Endes gar nicht gestellt werden kann.

Es ist klar, dass das strenge Vorgehen nach den Forschungskriterien der ICD-10 auch zu Problemen führen kann. Je rigider man die Syndrome voneinander abgrenzt, desto mehr nicht katalogisierbare Fälle treten auf. Es gibt deshalb innerhalb der Forschungskriterien der ICD-10 einige Grauzonen, da die Einteilung der Angststörungen auf dem Papier klarer ist als in der Praxis. In der Praxis treten gelegentlich Ängste auf, die innerhalb der ICD-10 nicht klar zugeordnet werden können, sodass keine eindeutige Diagnose gestellt werden kann. Die ICD-10 ist und kann auch gar nicht vollständig sein. Um auch die nicht beschriebenen Angstzustände einordnen zu können, wurden in der ICD-10 die Restkategorien „sonstige phobische Störungen", „nicht näher bezeichnete phobische Störungen", „sonstige näher bezeichnete Angststörungen", „nicht näher bezeichnete Angststörungen" aufgenommen, für die keine genauen Kriterien festgelegt wurden.

Andererseits ist die ICD-10 ein internationales Diagnoseinstrument, die als weltweites Klassifikationssystem sehr unterschiedlichen Ansprüchen gerecht werden muss und einen Kompromiss zwischen den Erfordernissen verschiedener Sprach- und Kulturräume und nicht zuletzt verschiedener Krankheitskonzepte der Psychiatrie darstellt.

Angst ist überhaupt eine der häufigsten Ursachen, wegen der eine ärztliche Beratung aufgesucht wird. Unter Berücksichtigung dieser Tatsache muss noch einmal betont werden, dass vor allem auch der Hausarzt symptomorientiert therapiert.

Nachdem der Arzt primäre körperliche Krankheiten als Ursache ausgeschlossen hat, wird er normalerweise die erhobenen Symptome für das Erstellen seiner Diagnose und den Aufbau seiner Therapie heranziehen. Von daher bieten die Forschungskriterien der ICD-10 eine wertvolle Informationsquelle, die Angststörungen nach sehr strengen Kriterien zu ordnen. Sie grenzen die Angstformen sehr genau voneinander ab und werden von Psychiatern weltweit als Referenzgrundlage herangezogen.

5.1 Angststörungen ohne Phobien

Zu dem bisherigen allgemeinen Überblick über die Angststörungen ohne Phobien soll in diesem Abschnitt die genaue Definition dieser Störungen, wie sie in den Forschungskriterien der ICD-10 angegeben sind, dargelegt werden.

Es fällt auf, dass zur Diagnosestellung die Anzahl gefundener Symptome gezählt wird. Zugegeben, es mutet zunächst ein wenig seltsam an, dass man Symptome zählen oder die Krankheitsdauer bis auf den Tag genau bestimmen muss. Es hat sich jedoch gezeigt, dass durch die Symptomzählerei eine gute Übereinstimmung zwischen verschiedenen Untersuchern erreicht werden kann. Man sagt auch, die Forschungskriterien der ICD-10 besitzen eine hohe Reliabilität.

LERNZIELE

▪ Definieren Sie die Begriffe „generalisierte Angststörung" und „Panikstörung".

▪ Nennen Sie die drei Probleme, die ausgeschlossen werden müssen, um eine generalisierte Angststörung diagnostizieren zu können.

▌ Einleitung

Ursprünglich hatte D. F. Klein (1964) die Angststörungen ohne Phobien aufgrund des verschiedenen therapeutischen Ansprechens auf trizyklische Antidepressiva und Benzodiazepine unterteilt. Man ging zunächst davon aus, dass Imipramin zwar eine therapeutische Wirkung bei der Prophylaxe von Panikattacken, nicht aber bei der generalisierten Angststörung habe. Benzodiazepine sollten zwar bei der generalisierten Angst, jedoch nicht bei der Panikerkrankung wirken.

Nach dem heutigen Stand des Wissens kann der unterschiedliche Therapieerfolg nicht mehr zur Differenzialdiagnose der beiden Angstformen herangezogen werden.

Es hat sich gezeigt, dass Benzodiazepine – allerdings in vergleichsweise hohen Dosen – auch bei der Panikstörung wirken, und dass andererseits Imipramin auch bei Angststörungen ohne Panikattacken und ohne phobische Symptome, eben bei der generalisierten Angststörung, wirkt und bei längerer Behandlungsdauer den Benzodiazepinen sogar überlegen ist.

Wie schon in dem vorangegangenen Überblick dargelegt, sind folgende (primären) Angstzustände ohne Phobien von besonderem Interesse:

▍ die generalisierte Angststörung und
▍ die Panikstörung.

Auf „Angst und depressive Störung, gemischt", „sonstige gemischte Angststörung", „sonstige näher bezeichnete Angststörungen" und „nicht näher bezeichnete Angststörungen" wird nicht näher eingegangen, da diese Krankheitsbilder in der ICD-10 nicht genauer definiert sind.

▍ Generalisierte Angststörung

Der Begriff „Generalisierte Angststörung" ist relativ neu und bezieht sich auf eine häufig auftretende Störung, einen generalisierten Angstzustand, der bei Personen über 18 Jahren während mehrerer Wochen an der Mehrzahl der Tage aufgetreten ist.

▍ Die generalisierte Angststörung wurde früher Angstneurose genannt.

▍ Das wesentliche Symptom der generalisierten Angststörung ist eine über mindestens 6 Monate andauernde, generalisierte und anhaltende Angst, die aber nicht auf bestimmte Situationen in der Umgebung beschränkt oder darin nur anders betont ist, man nennt dies „frei flottierend".

▍ Wie bei allen Angststörungen sind die hauptsächlichen Symptome sehr unterschiedlich, aber folgende Beschwerden sind in der Regel immer vorhanden:
  – Befürchtungen (Sorge über zukünftiges Unglück, Nervosität, Konzentrationsschwierigkeiten usw.);

- motorische Spannung (körperliche Unruhe, Spannungskopfschmerz, Zittern, Unfähigkeit, sich zu entspannen);
- vegetative Übererregbarkeit (Benommenheit, Schwitzen,
  Tachykardie oder Tachypnoe, Oberbauchbeschwerden,
  Schwindelgefühle, Mundtrockenheit etc.).

∎ Diese Störung findet sich häufiger bei Frauen, oft in Zusammenhang mit langdauernder Belastung durch äußere Umstände.

∎ Der Verlauf ist unterschiedlich, tendiert aber zu Schwankungen und zur Chronifizierung.

∎ Betroffene zeigen mindestens vier Symptome aus den 6
Symptomkategorien für Angst mit mindestens einem vegetativen Symptom.

∎ Ein vorübergehendes Auftreten anderer Symptome während
jeweils weniger Tage, besonders von Depression, schließt eine
generalisierte Angststörung nicht aus.

∎ Bei Kindern herrschen oft das häufige Bedürfnis nach Beruhigung und wiederholte somatische Beschwerden vor.

∎ Bei der Diagnose einer generalisierten Angststörung darf der
Betreffende nicht die vollständigen Kriterien für verschiedene psychiatrische Erkrankungen wie depressive Episode
(F32), phobische Störung (F40), Panikstörung, Zwangserkrankung (F42) oder hypochondrische Störung (F45.2)
erfüllen.

∎ Die Störung ist nicht zurückzuführen auf eine organische
Krankheit wie eine Hyperthyreose, eine organische psychische Störung (F0) oder auf eine durch psychotrope Substanzen bedingte Störung (F1), z. B. auf einen exzessiven Genuss von amphetaminähnlichen Substanzen oder auf einen
Benzodiazepinentzug.

Eine generalisierte Angststörung liegt nach den Forschungskriterien der ICD-10 vor, wenn:

A. ein Zeitraum von mindestens sechs Monaten mit vorherrschender Anspannung, Besorgnis und Befürchtungen in Bezug auf alltägliche Ereignisse und Probleme vorliegt;

B. mindestens vier der folgenden Symptome vorliegen, davon muss eines aus der Kategorie „Vegetative Symptome" sein.

▌ Vegetative Symptome

1. Palpitationen, Herzklopfen oder erhöhte Herzfrequenz
2. Schweißausbrüche
3. fein- oder grobschlägiger Tremor
4. Mundtrockenheit (nicht infolge Medikation oder Exsikkose)

▌ Symptome, die Thorax und Abdomen betreffen

5. Atembeschwerden
6. Beklemmungsgefühl
7. Thoraxschmerzen oder -missempfindungen
8. Nausea oder abdominelle Missempfindungen (z. B. Unruhegefühl im Magen)

▌ Psychische Symptome

9. Gefühl von Schwindel, Unsicherheit, Schwäche oder Benommenheit
10. Gefühl, die Objekte sind unwirklich (Derealisation) oder man selbst ist weit entfernt oder „nicht wirklich hier" (Depersonalisation)
11. Angst vor Kontrollverlust, verrückt zu werden oder „auszuflippen"
12. Angst zu sterben

▌ Allgemeine Symptome

13. Hitzewallungen oder Kälteschauer
14. Gefühllosigkeit oder Kribbelgefühle

▌ Symptome der Anspannung

15. Muskelverspannung, akute oder chronische Schmerzen
16. Ruhelosigkeit und Unfähigkeit zum Entspannen

17. Gefühle von Aufgedrehtsein, Nervosität und psychischer Anspannung
18. Kloßgefühl im Hals oder Schluckbeschwerden

▌ **Unspezifische Symptome**

19. übertriebene Reaktionen auf kleine Überraschungen oder Erschrecktwerden
20. Konzentrationsschwierigkeiten, Leeregefühl im Kopf wegen Sorgen oder Angst
21. anhaltende Reizbarkeit
22. Einschlafstörungen wegen Besorgnis

C. die Störung nicht die Kriterien für eine Panikstörung (F41.0), eine phobische Störung (F40), eine Zwangserkrankung (F42) oder eine hypochondrische Störung (F45.2) erfüllt.

D. das häufigste Ausschlusskriterium vorliegt: Die Störung ist nicht zurückzuführen auf eine organische Krankheit wie eine Hyperthyreose, eine organische psychische Störung (F0) oder auf eine durch psychotrope Substanzen bedingte Störung (F1), z. B. auf einen exzessiven Genuss von amphetaminähnlichen Substanzen oder auf einen Benzodiazepinentzug.

▌ **Beachte:** Bei Kindern und Jugendlichen stehen meist weniger Beschwerden, die typisch für die generalisierte Angststörung der Erwachsenen sind, im Vordergrund, ebensowenig wie die spezifischen Symptome der vegetativen Stimulierung. Für diese Betroffenen werden in der ICD-10 alternative Kriterien angegeben.

▌ **Differenzialdiagnose**

Wie bereits gesagt, die Angstsymptome sind nicht spezifisch für eine primäre Angststörung, sondern können auch als Symptome anderer Krankheiten auftreten. Bevor die Diagnose „Generalisierte Angststörung" gestellt werden kann, müssen diese ausgeschlossen werden. Vergleichbare Symptome können entstehen durch:

▌ wirkliche Gefahr
▌ körperliche Krankheiten
▌ psychiatrische Erkrankungen
▌ direkte körperliche Folge einer Substanzwirkung.

Dies trifft zum Beispiel zu auf die Überfunktion der Schilddrüse, Koffeinintoxikation, Hirntumoren, Depression und Schizophrenie und andere Psychosen. Die generalisierte Angststörung darf nicht mit diesen Erkrankungen verwechselt werden.

Symptome, die der Angst vergleichbar sind, können auch auftreten, wenn ein Mensch unter einer posttraumatischen Belastungsstörung leidet. Die Diagnose „Generalisierte Angststörung" trifft nicht zu, wenn erkennbar ist, dass die Erkrankung durch eine Belastung in der Umgebung des Patienten ausgelöst wurde.

Zum Beispiel dürfen sich die Angst und Sorgen nicht darauf beziehen, eine Panikattacke zu haben (wie bei der Panikstörung), sich in der Öffentlichkeit zu blamieren (wie bei der sozialen Phobie) oder verunreinigt zu werden (wie bei der Zwangserkrankung), zuzunehmen wie bei der Anorexia nervosa, viele körperliche Beschwerden zu haben (wie bei der Somatisierungsstörung) oder eine ernsthafte Krankheit zu haben (wie bei der Hypochondrie).

Zeigt ein Patient alle charakteristischen Anzeichen einer generalisierten Angststörung, sind diese Beschwerden jedoch im Kontext einer anderen psychiatrischen Erkrankung erklärbar, lautet seine Diagnose nicht „Generalisierte Angststörung".

Erfüllt ein Patient beispielsweise alle Kriterien einer generalisierten Angststörung, hat aber auch Panikattacken, lautet die Diagnose „Panikstörung".

Es ist bekannt, dass während der Phasen von affektiven oder schizophrenen Erkrankungen schwere Angstsyndrome beobachtet werden können. Wenn zum Beispiel ein Patient nur in den Zeiten, in denen eine Phase einer affektiven Erkrankung vorhanden ist, unter den Symptomen einer generalisierten Angststörung leidet, lautet die Diagnose zum Beispiel depressive Episode.

Daher ist die Diagnose „Generalisierte Angststörung" nicht korrekt gestellt, wenn die Angstsymptomatik

▌ einer zeitweilig belastenden Situation zugeordnet werden kann,

▌ auf Merkmale einer anderen psychiatrischen Erkrankung beschränkt ist,

▌ eine Folge der direkten körperlichen Wirkung einer Substanz ist,

▌ die Folge einer organischen Krankheit ist,

▌ ausschließlich im Verlauf einer affektiven Erkrankung, einer psychotischen Störung oder einer tiefgreifenden Entwicklungsstörung auftritt.

▌ Panikstörung

Die generalisierte Angststörung wird als eine der Erkrankungen bezeichnet, die zu den Angstzuständen gehört. Der zweite Angstzustand von primärem Interesse ist die Panikstörung.

Panikattacken können bei verschiedenen psychiatrischen Erkrankungen auftreten, sie sind jedoch notwendig für die Diagnose einer Panikstörung:

▌ Die Panikstörung wird auch episodisch paroxysmale Angst genannt.

▌ Das wesentliche Kennzeichen der Panikstörung sind wiederkehrende schwere Angstattacken (Panik) über einen Zeitraum von mindestens einem Monat, die sich nicht auf eine spezifische Situation oder besondere Umstände beschränken und deshalb auch nicht vorhersehbar sind.

▌ Wie bei anderen Angststörungen variieren die Symptome von Person zu Person, typisch ist aber der plötzliche Beginn mit Herzklopfen, Brustschmerz, Erstickungsgefühlen, Schwindel und Entfremdungsgefühlen (Depersonalisation oder Derealisation).

▪ Fast stets entsteht dann sekundär auch Furcht zu sterben, vor Kontrollverlust oder Angst, wahnsinnig zu werden.

▪ Die einzelnen Anfälle dauern meist nur Minuten, manchmal auch länger. Häufigkeit und Verlauf der Störung sind sehr unterschiedlich.

▪ Patienten erleben in einer Panikattacke häufig ein Crescendo der Angst und der vegetativen Symptome, was zu einem meist fluchtartigen Verlassen des Ortes führt. Kommt dies in einer besonderen Situation vor, z. B. in einem Bus oder in einer Menschenmenge, so wird der Patient möglicherweise in Zukunft diese Situation meiden. Auf ähnliche Weise können häufige und unvorhersehbare Panikattacken Angst vor dem Alleinsein oder vor öffentlichen Plätzen hervorrufen.

▪ Einer Panikattacke folgt meist die ständige Furcht vor einer erneuten Attacke.

▪ Eine Panikstörung soll nur bei Fehlen der unter F40 genannten Phobien diagnostiziert werden.

▪ Panikattacken können besonders bei Männern im Zusammenhang mit depressiven Störungen auftreten. Wenn die Kriterien für eine Depression erfüllt sind, soll eine Panikstörung nicht als Hauptdiagnose erscheinen.

Eine Panikstörung liegt nach den Forschungskriterien der ICD-10 vor, wenn folgende Kriterien erfüllt sind:

A. Wiederholte Panikattacken, die nicht auf eine spezifische Situation oder ein spezifisches Objekt bezogen sind und oft spontan auftreten (d. h. die Panikattacken sind nicht vorhersagbar). Die Panikattacken sind nicht verbunden mit besonderer Anstrengung, gefährlichen oder lebensbedrohlichen Situationen.

B. Eine Panikattacke hat alle folgenden Charakteristika:
  ▪ Es ist eine einzelne Episode von intensiver Angst oder Unbehagen.
  ▪ Sie beginnt abrupt.
  ▪ Sie erreicht innerhalb weniger Minuten ein Maximum und dauert mindestens einige Minuten.

▮ Mindestens insgesamt vier der folgenden Symptome, davon ein vegetatives Symptom, müssen vorliegen:

▮ Vegetative Symptome

1. Palpitationen, Herzklopfen oder erhöhte Herzfrequenz
2. Schweißausbrüche
3. fein- oder grobschlägiger Tremor
4. Mundtrockenheit (nicht infolge Medikation oder Exsikkose)

▮ Symptome, die Thorax und Abdomen betreffen

5. Atembeschwerden
6. Beklemmungsgefühl
7. Thoraxschmerzen oder -missempfindungen
8. Nausea oder abdominelle Missempfindungen (z.B. Unruhegefühl im Magen)

▮ Psychische Symptome

9. Gefühl von Schwindel, Unsicherheit, Schwäche oder Benommenheit
10. Gefühl, die Objekte sind unwirklich (Derealisation) oder man selbst ist weit entfernt oder „nicht wirklich hier" (Depersonalisation)
11. Angst vor Kontrollverlust, verrückt zu werden oder „auszuflippen"
12. Angst zu sterben

▮ Allgemeine Symptome

13. Hitzewallungen oder Kälteschauer
14. Gefühllosigkeit oder Kribbelgefühle.

C. Häufigstes Ausschlusskriterium: Die Panikattacken sind nicht Folge einer körperlichen Störung, einer organischen psychischen Störung (F0) oder einer anderen psychischen

Störung wie Schizophrenie oder verwandte Störungen (F2), einer affektiven Störung (F3) oder einer somatoformen Störung (F45).

Die individuelle Variationsbreite bzgl. Inhalt und Schwere ist so groß, dass zwei Schweregrade – mittelgradig bis schwer – mit der fünften Stelle differenziert werden können.

▮ *Mittelgradige Panikstörung:* mindestens vier Panikattacken in vier Wochen.

▮ *Schwere Panikstörung:* mindestens vier Panikattacken pro Woche über einen Zeitraum von vier Wochen.

▮ Die angegebenen Ursachen

Der Betroffene weiß nicht, was eine Attacke auslöst, sie tritt unerwartet auf. Für die Diagnose einer Panikstörung ist das Auftreten unerwarteter Panikattacken zu Beginn und im Verlauf unbedingt erforderlich. Obwohl Panikattacken ursprünglich nicht durch definierte Auslöser entstehen, mag der Betroffene später eine solche Zuordnung vornehmen. In der Folge kann dann eine Angst vor den Auslösern (Gegenstand, Ort des Geschehens) entstehen, die mit der Panikattacke in Zusammenhang gebracht werden. Als weitere Komplikation kann die Angst davor wachsen, einen Anfall in der Öffentlichkeit zu bekommen oder einem solchen hilflos allein ausgeliefert zu sein.

▮ Differenzialdiagnose

Die Panikstörung wird nicht diagnostiziert, wenn die Panikattacken als eine direkte körperliche Folge eines medizinischen Krankheitsfaktors angesehen werden. Dies wird als Angststörung aufgrund eines medizinischen Krankheitsfaktors diagnostiziert. Medizinische Faktoren, die eine Panikattacke auslösen können, sind zum Beispiel Hyperthyreose, Hyperparathyreodismus, Phäochromozytom, vestibuläres Syndrom, Epilepsie und Herzerkrankungen (z. B. Arrhythmie, supraventrikuläre Tachykardie).

Weiterhin darf eine Panikstörung nicht diagnostiziert werden, wenn die Panikattacken als eine direkte körperliche Folge einer Substanzeinwirkung (Droge, Medikament) angesehen werden. Hier wird die substanzinduzierte Angststörung diagnostiziert. Eine Intoxikation mit Stimulanzien des zentralen Nervensystems (z. B. Kokain, Amphetamin, Koffein, Nikotin, Alkohol) oder Cannabis oder der Entzug von zentralnervös wirksamen Stoffen (Alkohol, Barbiturate, Benzodiazepine) können eine Panikattacke herbeiführen.

Die Panikstörung muss von anderen psychischen Störungen unterschieden werden (z. B. anderen Angststörungen oder psychotischen Störungen), bei denen auch Panikattacken auftreten (Phobien, Zwangserkrankungen, posttraumatische Belastungsreaktionen, Störungen mit Trennungsangst, wahnhafte Störungen usw.). Wenn die Panikattacken nur in Zusammenhang mit Symptomen dieser Erkrankungen auftreten, darf eine Panikstörung nicht diagnostiziert werden. Panikattacken können besonders bei Männern im Zusammenhang mit depressiven Störungen auftreten. Wenn die Kriterien für eine depressive Störung erfüllt sind, soll eine Panikstörung nicht als Hauptdiagnose erscheinen.

Merkmale wie Beginn der Störung nach dem 45. Lebensjahr oder Vorhandensein atypischer Symptome während der Panikattacke (wie zum Beispiel Dreh- oder Schwankschwindel, Bewusstlosigkeit, Verlust der Kontrolle über Blase oder Darm, Kopfweh, undeutliche Sprache oder Amnesie) weisen auf die Möglichkeit hin, dass die Symptome der Panikattacke durch einen medizinischen Krankheitsfaktor oder eine Substanz verursacht wurden.

Folgende Punkte sollten vor der Festlegung auf die Diagnose Panikstörung ausgeschlossen werden. Die Angstsymptomatik

- kann einer zeitweilig belastenden Situation zugeordnet werden,
- ist auf Merkmale einer anderen psychiatrischen Erkrankung beschränkt,
- ist Folge der direkten körperlichen Wirkung einer Substanz,
- ist Folge einer organischen Krankheit,

▐ tritt ausschließlich im Verlauf einer affektiven Erkrankung, einer psychotischen Störung oder einer tiefgreifenden Entwicklungsstörung auf.

▐ Zusammenfassung

Die Angstzustände, die uns hauptsächlich interessieren, sind
▐ die generalisierte Angststörung und
▐ die Panikstörung.

Eine generalisierte Angststörung liegt nach den Forschungskriterien der ICD-10 vor, wenn

A. ein Zeitraum von mindestens sechs Monaten mit vorherrschender Anspannung, Besorgnis und Befürchtungen in Bezug auf alltägliche Ereignisse und Probleme besteht;

B. mindestens vier der folgenden Symptome, davon eines aus der Kategorie „Vegetative Symptome", vorliegen:
Vegetative Symptome
Symptome, die Thorax und Abdomen betreffen
Psychische Symptome
Allgemeine Symptome
Symptome der Anspannung
Unspezifische Symptome;

C. die Störung nicht die Kriterien für eine Panikstörung (F41.0), eine phobische Störung (F40), eine Zwangserkrankung (F42) oder eine hypochondrische Störung (F45.2) erfüllt;

D. das häufigste Ausschlusskriterium vorliegt: Die Störung ist nicht zurückzuführen auf eine organische Krankheit wie eine Hyperthyreose, eine organische psychische Störung (F0) oder auf eine durch psychotrope Substanzen bedingte Störung (F1), z. B. auf einen exzessiven Genuss von amphetaminähnlichen Substanzen oder auf einen Benzodiazepinentzug.

▐ **Beachte:** Bei Kindern und Jugendlichen stehen meist weniger Beschwerden, die typisch für die generalisierte Angststörung der Erwachsenen sind, im Vordergrund, ebensowenig wie die spezifischen Symptome der vegetativen Stimulierung. Für diese Betroffenen werden in der ICD-10 alternative Kriterien angegeben.

Eine Panikstörung liegt nach den Forschungskriterien der ICD-10 vor, wenn folgende Kriterien erfüllt sind:

A. Wiederholte Panikattacken, die nicht auf eine spezifische Situation oder ein spezifisches Objekt bezogen sind und oft spontan auftreten (d. h. die Panikattacken sind nicht vorhersagbar). Die Panikattacken sind nicht verbunden mit besonderer Anstrengung, gefährlichen oder lebensbedrohlichen Situationen.

B. Eine Panikattacke hat alle folgenden Charakteristika:
▌ Es ist eine einzelne Episode von intensiver Angst oder Unbehagen.
▌ Sie beginnt abrupt.
▌ Sie erreicht innerhalb weniger Minuten ein Maximum und dauert mindestens einige Minuten.
▌ Mindestens insgesamt vier der folgenden Symptome, davon ein vegetatives Symptom müssen vorliegen:
  – Vegetative Symptome
  – Symptome, die Thorax und Abdomen betreffen
  – Psychische Symptome
  – Allgemeine Symptome.

C. Häufigstes Ausschlusskriterium: Die Panikattacken sind nicht Folge einer körperlichen Störung, einer organischen psychischen Störung (F0) oder einer anderen psychischen Störung wie Schizophrenie oder verwandten Störungen (F2), einer affektiven Störung (F3) oder einer somatoformen Störung (F45).

Die individuelle Variationsbreite bzgl. Inhalt und Schwere ist so groß, dass zwei Schweregrade – mittelgradig und schwer – mit der fünften Stelle differenziert werden können:

▪ *Mittelgradige Panikstörung:* Mindestens vier Panikattacken in vier Wochen.

▪ *Schwere Panikstörung:* mindestens vier Panikattacken pro Woche über einen Zeitraum von vier Wochen.

5.2 Phobische Erkrankungen

LERNZIELE

▪ Zählen Sie die drei Arten der phobischen Störungen auf.
▪ Ordnen Sie die drei Arten der phobischen Störungen den entsprechenden Symptomen und Eigenschaften zu.

▪ Einleitung

Es ist klar, jeder von uns kennt Angst. Auch die Helden. Viele Menschen haben vor großen Höhen Angst, oder vor Operationen oder vor dem Zahnarzt. Wie fühlen Sie sich denn bei der Vorstellung, vor einer großen Ansammlung von Menschen eine Rede halten zu müssen?

Es ist also nichts Ungewöhnliches, dass Menschen sich vor eigentlich ganz alltäglichen Aufgaben oder Tätigkeiten fürchten. Normalerweise können wir mit diesen Ängsten irgendwie umgehen. Wenn es denn wirklich sein muss, dann unterziehen wir uns eben der Zahnbehandlung, auch wenn wir auf dem Stuhl ins Schwitzen kommen. Im Normalfall führen solche Ängste nicht zu einer Beeinträchtigung. Wenn jedoch die Furcht übermächtig wird und weit außerhalb des normalen Maßes im Verhältnis zu der eigentlichen Ursache steht, wird sie als Phobie bezeichnet. Und Phobie ist eine Krankheit, die es wert ist, behandelt zu werden und die auch behandelt werden kann.

Was versteht nun die ICD-10 unter einer Phobie?

▌ Phobien

▌ Bei den phobischen Erkrankungen handelt es sich um eine Gruppe von Erkrankungen, bei der Angst ausschließlich oder überwiegend durch eindeutig definierte, im Allgemeinen ungefährliche Situationen oder Objekte – außerhalb der betreffenden Person – hervorgerufen wird.

▌ Diese Situationen oder Objekte werden charakteristischerweise gemieden oder voller Angst ertragen (Vermeidungsverhalten).

▌ Phobische Angst ist subjektiv, physiologisch und im Verhalten von anderen Angstformen nicht zu unterscheiden und reicht von leichtem Unbehagen bis hin zu panischer Angst.

▌ Befürchtungen des Betreffenden können sich auf Einzelsymptome wie Herzklopfen oder Schwächegefühl beziehen, sie treten häufig zusammen mit sekundären Ängsten vor dem Sterben, vor Kontrollverlust oder dem Gefühl, wahnsinnig zu werden, auf.

▌ Die Angst wird nicht durch die Erkenntnis gemildert, dass andere Menschen die fragliche Situation nicht als gefährlich oder bedrohlich betrachten.

▌ Allein die Vorstellung, dass die phobische Situation eintreten könnte, erzeugt gewöhnlich schon Erwartungsangst.

▌ Das Kriterium, dass das phobische Objekt oder die phobische Situation außerhalb der betreffenden Person liegen, führt dazu, dass viele Ängste, die sich auf das Vorliegen einer Krankheit (Nosophobie) und körperlichen Entstellung (Dysmorphophobie) beziehen, unter hypochondrischer Störung klassifiziert werden müssen.

▌ Bezieht sich jedoch die Furcht vor Krankheit in erster Linie und wiederholt auf ein mögliches Infektions- oder Vergiftungsrisiko, auf ärztliche Handlungen (Injektionen, Operationen usw.) oder auf medizinische Institutionen (Zahnarztpraxen, Krankenhäuser etc.), dann ist eine Einordnung unter den Phobien zutreffend.

▌ Phobische Angst tritt häufig gleichzeitig mit einer Depression auf. Bereits vorher bestehende phobische Angst verschlimmert sich fast immer während einer zusätzlichen depressiven Episode. Manche depressive Episoden werden zeitweilig von phobischer Angst begleitet; eine depressive Stimmung findet sich bei einigen Formen von Phobien, insbesondere häufig der Agoraphobie.

▮ Zwei Diagnosen, phobische Angst und depressive Episode, sind erforderlich, wenn sich die eine Störung eindeutig vor der anderen entwickelte, und wenn zur Zeit der Diagnosestellung eine deutlich überwiegt. Bestanden die Kriterien für eine depressive Störung bereits vor den phobischen Symptomen, dann sollte erstere zunächst diagnostiziert werden.

▮ Die meisten phobischen Störungen, mit Ausnahme der Agoraphobie, sind bei Frauen häufiger.

▮ In der ICD-10 wird eine Panikattacke (F41.0), die in einer bereits bestehenden phobischen Situation auftritt, als Ausdruck für den Schweregrad der Phobie gewertet, der diagnostischer Vorrang einzuräumen ist. Eine eigentliche Panikstörung soll nur bei Fehlen der Phobien diagnostiziert werden.

Die Phobien werden in drei Unterkategorien eingeteilt:

F40   (Primäre) phobische Störungen
     F40.0   Agoraphobie
     F40.00   ohne Panikstörung
     F40.01   mit Panikstörung
     F40.1   soziale Phobie
     F40.2   spezifische isolierte Phobie.

▮ Agoraphobie

Eine der schwersten Phobien ist die, bei der der Patient so starke Ängste davor entwickelt, seine Wohnung zu verlassen, dass er buchstäblich zu Hause festsitzt. Diese Krankheit wird Agoraphobie genannt. Das griechische „Furcht vor dem Marktplatz" beschreibt die Angst vor Trubel und Menschenansammlungen auf öffentlichen Plätzen. Der Agoraphobiker vermeidet öffentliche Plätze, von denen er nur schwer entkommen oder auf denen er im Notfall nur unter Schwierigkeiten Hilfe bekommen könnte. Meistens leidet so ein Kranker auch noch unter Klaustrophobie, der Angst, in geschlossenen Räumen wie Aufzügen, Bussen, Geschäften oder Restaurants eingeschlossen zu sein. Agoraphobiker beschränken ihre Aktivitäten normalerweise auf die bekannte Umgebung und vermeiden es, unbekannten Menschen zu begegnen oder sich auf unbekanntes Gelände zu begeben. Ganz allgemein kann die Agoraphobie als ungerichtete Angst beschrieben werden, die zu schrittweisem Rückzug führt.

Hier einige wichtige Eigenschaften der Agoraphobie zur Erinnerung:

▌ Der Begriff Agoraphobie wird in der ICD-10 in einer weiter gefassten Bedeutung verwendet als ursprünglich eingeführt und als noch in einigen Ländern üblich. Er bezieht sich jetzt nicht nur auf Angst vor offenen Plätzen, sondern zum Beispiel auch auf die Angst vor Menschenmengen oder die Schwierigkeit, sich sofort und leicht an einen sicheren Platz, im Allgemeinen nach Hause, zurückziehen zu können.

▌ Der Terminus beschreibt also eine zusammenhängende und sich häufig überschneidende Gruppe von Phobien, mit der Angst, das eigene Haus zu verlassen, Geschäfte zu betreten, sich in eine Menschenmenge oder auf öffentliche Plätze zu begeben oder alleine in Zügen, Bussen oder Flugzeugen zu reisen.

▌ Auch wenn der Schweregrad der Angst und das Ausmaß des Vermeidungsverhaltens differieren, ist diese Phobie besonders einschränkend. Einige Betroffene sind schließlich völlig an ihr Haus gefesselt.

▌ Viele Patienten empfinden Panik bei dem Gedanken zu kollabieren und hilflos in der Öffentlichkeit liegen zu bleiben. Das Fehlen eines sofort benutzbaren Fluchtweges ist eines der Schlüsselsymptome vieler dieser agoraphobischen Situationen.

▌ Überwiegend sind Frauen betroffen.

▌ Der Beginn liegt meistens im frühen Erwachsenenalter.

▌ Depressive und zwanghafte Symptome sowie soziale Phobien können zusätzlich vorhanden sein, beherrschen aber das klinische Bild nicht.

▮ Ohne effektive Behandlung wird die Agoraphobie häufig chronisch, wenn auch im Allgemeinen fluktuierend.

▮ Man unterscheidet Agoraphobie ohne Panikstörung von der Agoraphobie mit Panikstörung.

▮ Es muss bedacht werden, dass manche Agoraphobiker wenig Angst erleben, da es ihnen ständig gelingt, phobische Situationen zu vermeiden.

▮ Auch wenn andere Symptome wie Depression, Depersonalisation, Zwangssymptome und soziale Phobien auftreten, kann diese Diagnose gestellt werden, vorausgesetzt, die anderen Symptome beherrschen das klinische Bild nicht.

▮ War jedoch die betroffene Person bereits ausgeprägt depressiv, als die phobischen Symptome erstmals auftraten, kann eine depressive Episode die treffendere Hauptdiagnose sein; dies kommt vor allem bei einem späteren Beginn vor.

Eine Agoraphobie liegt nach den Forschungskriterien der ICD-10 vor, wenn

A. eine deutliche und anhaltende Furcht vor oder Vermeidung von mindestens zwei der folgenden Situationen besteht:
   ▮ Menschenmengen
   ▮ öffentliche Plätze
   ▮ allein Reisen
   ▮ Reisen mit weiter Entfernung von Zuhause.

B. Wenigstens einmal nach Auftreten der Störung muss in den gefürchteten Situationen mindestens eines der folgenden Symptome vorhanden sein:
   ▮ Erröten oder Zittern
   ▮ Angst zu erbrechen
   ▮ Miktions- oder Defäkationsdrang bzw. Angst davor.

Zusätzlich müssen mindestens zwei der folgenden Angstsymptome (mindestens ein vegetatives Symptom) wenigstens zu einem Zeitpunkt gemeinsam vorhanden gewesen sein.

Vegetative Symptome

1. Palpitationen, Herzklopfen oder erhöhte Herzfrequenz
2. Schweißausbrüche
3. fein- oder grobschlägiger Tremor
4. Mundtrockenheit (nicht infolge Medikation oder Exsikkose)

Symptome, die Thorax und Abdomen betreffen

5. Atembeschwerden
6. Beklemmungsgefühl
7. Thoraxschmerzen oder -missempfindungen
8. Nausea oder abdominelle Missempfindungen (z. B. Unruhegefühl im Magen)

Psychische Symptome

9. Gefühl von Schwindel, Unsicherheit, Schwäche oder Benommenheit
10. Gefühl, die Objekte sind unwirklich (Derealisation) oder man selbst ist weit entfernt oder „nicht wirklich hier" (Depersonalisation)
11. Angst vor Kontrollverlust, verrückt zu werden oder „auszuflippen"
12. Angst zu sterben

Allgemeine Symptome

13. Hitzewallungen oder Kälteschauer
14. Gefühllosigkeit oder Kribbelgefühle.

C. Es besteht eine deutliche emotionale Belastung durch das Vermeidungsverhalten oder durch die Angstsymptome; die Betroffenen haben die Einsicht, dass diese übertrieben und unvernünftig sind.

D. Die Symptome beschränken sich ausschließlich oder vornehmlich auf die gefürchteten Situationen oder auf die Gedanken an sie.

E. Häufigstes Ausschlusskriterium: Die Symptome des Kriteriums A sind nicht bedingt durch Wahn, Halluzinationen oder andere Symptome der Störungsgruppen organische psychische Störung (F0), Schizophrenie und verwandte Störungen (F2), affektive Störungen (F3) oder eine Zwangserkrankung (F42) oder sie sind nicht Folge einer kulturell akzeptierten Anschauung.

Das Vorliegen oder Fehlen einer Panikstörung (F41.0) in der Mehrzahl der agoraphobischen Situationen kann mit der fünften Stelle angegeben werden:
▌ eine *Agoraphobie ohne Panikstörung* oder eine *Agoraphobie mit Panikstörung.*

Für Agoraphobie-Kranke ist die Angst, allein zu bleiben, typisch. Sie bestehen im Allgemeinen darauf, dass irgend jemand, sei es Verwandter oder ein Freund, sie begleitet, wenn sie die Wohnung verlassen.

Diese Krankheit kann stärker und schwächer ausgeprägt sein, eine gewisse Zeit lang sogar ganz verschwinden. In voll entfalteten Phasen ist sie unerbittlich. Der Betroffene lebt in seiner Wohnung wie in einem Gefängnis, in dem er ständig nach der Anwesenheit anderer Menschen verlangt.

Die Agoraphobie kann auch von Panikattacken begleitet werden. In diesem Fall beginnt die Erkrankung mit sich wiederholenden Panikattacken. Der Betroffene entwickelt dann Angst vor weiteren Anfällen und zieht sich zunehmend zurück in dem Versuch, Situationen zu vermeiden, die er mit den Panikattacken in Zusammenhang bringt.

Wenn Panikattacken gemeinsam mit der Agoraphobie auftreten, heißt die Diagnose Agoraphobie mit Panikstörung. Wenn eine Agoraphobie ohne Panikattacken auftritt, heißt die Diagnose Agoraphobie ohne Panikstörung.

▌ Die soziale Phobie

Fast jeder erlebt in gewissem Umfang Angst, wenn er sich vorstellt, an einem öffentlichen Ort auftreten zu müssen, wie z. B. bei einer Rede. Diese Art der Angst wird für normal gehalten. Aber es gibt Menschen, die derartig große Angst vor solchen Tätigkeiten entwickeln, dass sie zur Behinderung wird. Wenn das geschieht, wird die Störung als soziale Phobie bezeichnet. Die soziale Phobie ist die Angst davor, sich öffentlich bei bestimmten sozialen Vorgängen lächerlich zu machen.

Zunächst noch einmal einige wichtige Eigenschaften der sozialen Phobie:

- Diese Störungen beginnen oft in der Jugend, zentrieren sich um die Furcht vor prüfender Betrachtung durch andere Menschen in verhältnismäßig kleinen Gruppen, nicht dagegen in Menschenmengen und führen schließlich dazu, dass soziale Situationen vermieden werden.
- Im Unterschied zu den meisten Phobien sind soziale Phobien bei Frauen und Männern gleich häufig.
- Sie können klar abgegrenzt sein und beispielsweise auf Essen und Sprechen in der Öffentlichkeit oder Treffen mit dem anderen Geschlecht beschränkt sein. Oder sie sind unbestimmt und treten in fast allen Situationen außerhalb des Familienkreises auf. Angst, in der Öffentlichkeit zu erbrechen, kommt vor.
- Direkter Augenkontakt wird in einigen Kulturen als ausgesprochen belastend empfunden.
- Soziale Phobien sind in der Regel mit einem niedrigen Selbstwertgefühl und Furcht vor Kritik verbunden.
- Sie können sich in Beschwerden wie Erröten, Vermeiden von Blickkontakt, Händezittern, Übelkeit oder Drang zum Wasserlassen äußern.
- Dabei meint der Patient manchmal, dass eine dieser sekundären Manifestationen seiner Angst das primäre Problem darstellt.
- Die Symptome können sich bis zur Panikattacke verstärken.
- In extremen Fällen kann beträchtliches Vermeidungsverhalten schließlich zur vollständigen Isolation führen.

▌ Die psychischen und vegetativen Symptome müssen primäre Manifestationen der Angst sein und dürfen nicht auf anderen Symptomen wie Wahn oder Zwangsgedanken beruhen.

▌ Agoraphobie und depressive Störungen sind die wichtigsten Differenzialdiagnosen. In schweren Fällen, in denen die betroffene Person schließlich an das Haus gefesselt ist, kann der Zustand wie die Folge einer schweren Agoraphobie aussehen.

Eine soziale Phobie liegt nach den Forschungskriterien der ICD-10 vor, wenn

A. entweder Punkt 1 oder 2 zutrifft:

1. deutliche Furcht im Zentrum der Aufmerksamkeit zu stehen oder sich peinlich oder erniedrigend zu verhalten;

2. deutliche Vermeidung im Zentrum der Aufmerksamkeit zu stehen oder von Situationen, in denen die Angst besteht, sich peinlich oder erniedrigend zu verhalten.

Diese Ängste treten in sozialen Situationen auf, wie Essen oder Sprechen in der Öffentlichkeit, Begegnungen von Bekannten in der Öffentlichkeit, Hinzukommen zu oder Teilnahme an kleinen Gruppen, z. B. bei Parties, Konferenzen oder Klassenräumen.

B. Wenigstens einmal nach Auftreten der Störung muss in den gefürchteten Situationen mindestens eines der folgenden Symptome vorhanden sein:
   ▌ Erröten oder Zittern
   ▌ Angst zu erbrechen
   ▌ Miktions- oder Defäkationsdrang bzw. Angst davor.

Zusätzlich müssen mindestens zwei der folgenden Angstsymptome (mindestens ein vegetatives Symptom) wenigstens zu einem Zeitpunkt gemeinsam vorhanden gewesen sein:

▪ **Vegetative Symptome**

1. Palpitationen, Herzklopfen oder erhöhte Herzfrequenz
2. Schweißausbrüche
3. fein- oder grobschlägiger Tremor
4. Mundtrockenheit (nicht infolge Medikation oder Exsikkose)

▪ **Symptome, die Thorax und Abdomen betreffen**

5. Atembeschwerden
6. Beklemmungsgefühl
7. Thoraxschmerzen oder -missempfindungen
8. Nausea oder abdominelle Missempfindungen (z.B. Unruhegefühl im Magen)

▪ **Psychische Symptome**

9. Gefühl von Schwindel, Unsicherheit, Schwäche oder Benommenheit
10. Gefühl, die Objekte sind unwirklich (Derealisation) oder man selbst ist weit entfernt oder „nicht wirklich hier" (Depersonalisation)
11. Angst vor Kontrollverlust, verrückt zu werden oder „auszuflippen"
12. Angst zu sterben

▪ **Allgemeine Symptome**

13. Hitzewallungen oder Kälteschauer
14. Gefühllosigkeit oder Kribbelgefühle.

C. Es besteht eine deutliche emotionale Belastung durch das Vermeidungsverhalten oder durch die Angstsymptome; die Betroffenen haben die Einsicht, dass diese übertrieben und unvernünftig sind.

D. Die Symptome beschränken sich ausschließlich oder vornehmlich auf die gefürchteten Situationen oder auf die Gedanken an sie.

E. Häufigstes Ausschlusskriterium: Die Symptome des Kriteriums A sind nicht bedingt durch Wahn, Halluzinationen oder andere Symptome der Störungsgruppen organische psychische Störung (F0), Schizophrenie und verwandte Störungen (F2), affektive Störungen (F3) oder eine Zwangserkrankung (F42) oder sie sind nicht Folge einer kulturell akzeptierten Anschauung.

Die soziale Phobie ist zwar ein ständiges Ärgernis, aber nicht immer eine echte Behinderung. Sie kann den/die Betroffene/n allerdings sozial und beruflich stark einschränken. Daher werden soziale Phobien im Allgemeinen im Kontext der Berufstätigkeit und der Lebensführung des Betroffenen diagnostiziert. So wird beispielsweise jemand, der sehr große Angst hat, vor einer Gruppe von Menschen zu sprechen, Schwierigkeiten mit dem beruflichen Aufstieg haben, wenn seine Arbeit ihm Vorträge auf Konferenzen oder vor Kunden abverlangt. Die Phobie wird daher unter diesen Umständen als behandlungsbedürftige Erkrankung betrachtet.

Die Probleme setzen im Allgemeinen in der frühen Adoleszenz ein und können in jeder Situation ausbrechen, in der sich jemand von anderen genau beobachtet fühlt. Die soziale Phobie darf aber nicht mit der normalen Angst verwechselt werden, die viele, wenn nicht die meisten Menschen haben, wenn sie öffentlich sprechen sollen oder sich allgemein in schwierigen Situationen befinden.

Wie gesagt, die soziale Phobie sollte nicht mit den normalen Ängsten verwechselt werden, die Menschen in den verschiedensten belastenden Situationen erleben. So wird es als normale Reaktion betrachtet, wenn jemand Angst davor hat, vor 10 000 Zuhörern oder vor einer Fernsehkamera mit Millionen von Zuschauern zu sprechen. Hat aber jemand Angst davor, im normalen Rahmen vor fünf Personen an einem Tisch zu sprechen, so gilt das nicht als normal.

Die soziale Phobie sollte auch nicht mit dem Vermeidungsverhalten verwechselt werden, das im Zusammenhang mit der
Schizophrenie, der typischen Depression, dem Zwangssyndrom
oder der paranoiden Persönlichkeit auftritt. Daher trifft die Diagnose „Soziale Phobie" nicht zu:

1. wenn die Angst vor der Situation oder das Vermeidungsverhalten als normal betrachtet werden kann;
2. wenn die Angst oder das Vermeidungsverhalten durch Wahn,
   Halluzinationen oder andere Symptome der Störungsgruppen
   organische psychische Störung, Schizophrenie und verwandte
   Störungen, affektive Störungen oder eine Zwangserkrankung
   bedingt sind;
3. wenn die Angst oder das Vermeidungsverhalten Folge einer
   kulturell akzeptierten Anschauung sind.

▌ Die spezifische Phobie

Das Hauptmerkmal der spezifischen Phobie ist eine ausgeprägte
und anhaltende Angst vor klar erkennbaren, eng umschriebenen
Objekten oder Situationen. Die Konfrontation mit dem phobischen Stimulus ruft fast immer eine unmittelbare Angstreaktion
hervor. Diese Reaktion kann die Form einer situationsgebunde-
nen oder einer situationsbegünstigten Panikattacke annehmen.

▌ Hierbei handelt es sich um Phobien, die auf ganz spezifische
  Situationen beschränkt sind wie auf die Nähe bestimmter
  Tiere, bei Höhen, Donner und Dunkelheit, beim Fliegen, in
  geschlossenen Räumen, beim Urinieren oder Defäkieren auf
  öffentlichen Toiletten, bei Verzehr bestimmter Speisen, beim
  Zahnarztbesuch, Anblick von Blut oder Verletzungen oder
  die Furcht, bestimmten Krankheiten ausgesetzt zu sein.

▌ Obwohl die auslösende Situation eng begrenzt ist, kann sie
  wie bei der Agoraphobie oder einer sozialen Phobie Panik
  auslösen.

▌ Spezifische Phobien entstehen gewöhnlich in der Kindheit
  oder im frühen Erwachsenenalter und können unbehandelt
  jahrzehntelang bestehen.

❚ Das Ausmaß der eintretenden Behinderung hängt davon ab, wie leicht die betreffende Person die phobische Situation vermeiden kann.

❚ Im Gegensatz zur Agoraphobie wechselt das Ausmaß der Furcht vor dem phobischen Objekt nicht.

❚ Strahlenkrankheit und Geschlechtskrankheiten sind häufig Objekt der Krankheitsphobien, in jüngster Zeit auch AIDS.

❚ Die psychischen und vegetativen Symptome müssen primäre Manifestationen der Angst sein und dürfen nicht auf anderen Symptomen wie Wahn oder Zwangsgedanken beruhen.

Eine spezifische Phobie liegt nach den Forschungskriterien der ICD-10 vor, wenn

A. entweder Punkt 1 oder 2 zutrifft:

1. deutliche Furcht vor einem bestimmten Objekt oder einer bestimmten Situation, außer Agoraphobie (F40.0) oder sozialer Phobie (F40.1);

2. deutliche Vermeidung solcher Objekte oder Situationen, außer Agoraphobie (F40.0) oder sozialer Phobie (F40.1).

Häufige phobische Objekte und Situationen sind Tiere, Vögel, Insekten, Höhen, Donner, Fliegen, kleine geschlossene Räume, Anblick von Blut oder Verletzungen, Injektionen, Zahnarzt- und Krankenhausbesuche.

B. Es müssen wenigstens einmal nach Auftreten der Störung in den gefürchteten Situationen mindestens zwei der folgenden Angstsymptome (mindestens ein vegetatives Symptom) wenigstens zu einem Zeitpunkt gemeinsam vorhanden gewesen sein.

❚ **Vegetative Symptome**

1. Palpitationen, Herzklopfen oder erhöhte Herzfrequenz
2. Schweißausbrüche
3. fein- oder grobschlägiger Tremor
4. Mundtrockenheit (nicht infolge Medikation oder Exsikkose)

█ **Symptome, die Thorax und Abdomen betreffen**

5. Atembeschwerden
6. Beklemmungsgefühl
7. Thoraxschmerzen oder -missempfindungen
8. Nausea oder abdominelle Missempfindungen (z. B. Unruhegefühl im Magen)

█ **Psychische Symptome**

9. Gefühl von Schwindel, Unsicherheit, Schwäche oder Benommenheit
10. Gefühl, die Objekte sind unwirklich (Derealisation) oder man selbst ist weit entfernt oder „nicht wirklich hier" (Depersonalisation)
11. Angst vor Kontrollverlust, verrückt zu werden oder „auszuflippen"
12. Angst zu sterben

█ **Allgemeine Symptome**

13. Hitzewallungen oder Kälteschauer
14. Gefühllosigkeit oder Kribbelgefühle.

C. Es besteht eine deutliche emotionale Belastung durch das Vermeidungsverhalten oder die Angstsymptome; die Betroffenen haben die Einsicht, dass diese übertrieben und unvernünftig sind.

D. Die Symptome beschränken sich ausschließlich oder vornehmlich auf die gefürchteten Situationen oder Gedanken an sie.

E. Häufigstes Ausschlusskriterium: Die Symptome des Kriteriums A sind nicht bedingt durch Wahn, Halluzinationen oder andere Symptome der Störungsgruppen organische psychische Störung (F0), Schizophrenie und verwandte Störungen (F2), affektive Störungen (F3) oder eine Zwangserkrankung (F42) oder sind nicht Folge einer kulturell akzeptierten Anschauung.

Man unterscheidet: Tier-Typus, Naturgewalten-Typus (Höhen, Stürme, Wasser), Blut-Spritzen-Verletzungs-Typus, situativer Typus (Flugzeug, Fahrstuhl, enge geschlossene Räume), anderer Typus.

▍ Differenzialdiagnose

Meist fehlen im Unterschied zur Agoraphobie und zu sozialen Phobien andere psychiatrische Symptome. Blut- und Verletzungsphobien unterscheiden sich von anderen, da sie eher zu Bradykardie und manchmal zu Bewusstseinsverlust führen, als zu Tachykardie. Die Furcht vor spezifischen Krankheiten wie Krebs, Herzkrankheit oder Geschlechtskrankheit soll unter der hypochondrischen Störung (F45.2) eingeordnet werden, es sei denn, sie bezieht sich auf eine spezielle Situation, in der eine Krankheit erworben werden könnte. Erreicht die Überzeugung, krank zu sein, wahnhafte Intensität, handelt es sich um eine wahnhafte Störung (F22.0). Patienten, die von einer Abnormität oder einer Entstellung bestimmter Körperteile, häufig im Gesicht (Dysmorphophie), überzeugt sind, die von anderen nicht nachvollzogen werden kann, sind unter hypochondrischer (F45.2) oder wahnhafter Störung (F22.0) zu klassifizieren, abhängig von Stärke und Hartnäckigkeit ihrer Überzeugung.

Bei Personen mit Schizophrenie oder einer anderen psychotischen Erkrankung kann es vorkommen, dass aufgrund von Wahnvorstellungen bestimmte Aktivitäten vermieden werden, ohne dass dabei die Angst als übertrieben oder unbegründet angesehen wird.

Daher trifft die Diagnose „Spezifische Phobie" in folgenden Fällen nicht zu:

1. wenn die gefürchtete Situation darin besteht, die Wohnung zu verlassen oder allein zu bleiben (Agoraphobie!);
2. wenn der Betroffene sich davor fürchtet, sich öffentlich lächerlich zu machen (soziale Phobie);
3. wenn jemand schizophren oder zwanghaft ist.

█ Zusammenfassung

Zu den Angststörungen gehören die drei nachfolgend genannten Arten von Phobien

█ **Agoraphobie.** Die schwerwiegendste Phobie ist die Furcht davor, die Wohnung zu verlassen, bei gleichzeitiger Angst, alleine zu bleiben. Das Hauptmerkmal der Agoraphobie ist die Angst, sich an Orten oder in Situationen zu befinden, in denen im Falle des Auftretens einer Panikattacke oder panikartiker Symptome eine Flucht schwierig oder peinlich oder keine Hilfe verfügbar wäre. Der Begriff kommt aus dem Griechischen und bedeutet „Die Angst vor dem Marktplatz". Diese Angst führt häufig zu erheblichen Einschränkungen im täglichen Leben und in den persönlichen Beziehungen des Patienten. Die Agoraphobie kann mit und ohne Panikattacken auftreten.

█ **Die soziale Phobie.** Eine andere Reaktionsart ist bei Menschen zu beobachten, die eine ausgeprägte und anhaltende Angst vor sozialen Situationen oder Leistungssituationen, in denen Peinlichkeiten auftreten können, haben. Diese phobischen Patienten versuchen Situationen zu vermeiden, in denen sie von anderen beobachtet werden können. Wichtig dabei ist, dass sie fürchten, ihr Verhalten könnte lächerlich oder peinlich sein.

Gleichzeitig ist diesen Menschen bewusst, dass die Angst übertrieben oder unbegründet ist. Solche Menschen können zum Beispiel nicht vor anderen essen oder trinken oder eine öffentliche Toilette benutzen. Sie können zum Beispiel öffentliches Reden fürchten, da sie sich sorgen, dass andere das Zittern ihrer Hände oder Stimme bemerken könnten. Diese Furcht ist als soziale Phobie einzuordnen. Wenn das auftretende Vermeidungsverhalten die normale Lebensführung oder ihre berufliche Leistung deutlich einschränkt oder erhebliches Leiden verursacht, ist eine soziale Phobie zu diagnostizieren.

Die Diagnose soziale Phobie wird nicht gestellt,
1. wenn die Angst vor der Situation oder das Vermeidungsverhalten als normal betrachtet werden kann;

2. wenn die Angst oder das Vermeidungsverhalten durch Wahn, Halluzinationen oder andere Symptome der Störungsgruppen organische psychische Störung, Schizophrenie und verwandte Störungen, affektive Störungen oder eine Zwangserkrankung bedingt sind;
3. wenn die Angst oder das Vermeidungsverhalten die Folge einer kulturell akzeptierten Anschauung sind.

▌ **Die spezifische Phobie.** Das herausragende Merkmal der spezifischen Phobie ist eine anhaltende, irrationale Furcht vor einem Gegenstand oder einer Situation und der dringende Wunsch, diesen aus dem Weg zu gehen. Die Furcht muss in diesem Fall außerhalb eines angemessenen Verhältnisses zu dem Auslöser stehen und eine normale Reaktion übersteigen. Phobische Patienten können beispielsweise Angst vor Katzen, Schlangen oder Spinnen, Höhen oder geschlossenen Räumen haben.

Eine spezifische Phobie wird nicht diagnostiziert,
1. wenn die gefürchtete Situation darin besteht, die Wohnung zu verlassen oder allein zu bleiben (Agoraphobie!),
2. wenn der Betroffene sich davor fürchtet, sich öffentlich lächerlich zu machen (soziale Phobie),
3. wenn jemand schizophren oder zwanghaft ist.

- Nennen Sie die beiden Vorgänge, die durch Substanzen, einschließlich Alkohol, zu Angstsymptomen führen können.
- Zählen Sie die beiden häufigsten psychiatrischen Störungen auf, die mit dem Angstsyndrom verwechselt werden können.
- Ordnen Sie vorgegebene Beschreibungen und Charakteristika entweder der Depression oder der Angststörung zu.
- Zählen Sie die vier Symptomgruppen auf, die durch die einzelnen Buchstaben des Akronyms SADS repräsentiert werden.
- Geben Sie an, welche Aussagen in Bezug auf das Angstsyndrom und andere Störungen richtig oder falsch sind.

Für das Thema dieses Abschnittes ist es Voraussetzung mit den hauptsächlichen Angststörungen, wie die ICD-10 sie definiert, ganz und gar vertraut zu sein. Hier noch einmal eine kurze Zusammenfassung:

Angststörungen ohne Phobie

Generalisierte Angststörung. Das wesentliche Symptom ist eine generalisierte und anhaltende Angst, die aber nicht auf bestimmte Situationen in der Umgebung beschränkt oder darin nur besonders betont ist. Eine eindeutige Diagnose kann nur gestellt werden, wenn die Angst an den meisten Tagen über einen Zeitraum von mindestens sechs Monaten vorhanden ist. Es müssen mindestens vier Symptome aus den 6 Symptomkategorien für Angst (davon mindestens ein vegetatives Symptom) vorhanden sein.

Panikattacke. Abrupt beginnende einzelne Episode intensiver Angst oder intensiven Unbehagens, die innerhalb weniger Minuten ein Maximum erreicht und mindestens einige Minuten dauert. Es müssen mindestens vier Symptome aus den ersten 4 Symptomkategorien für Angst (davon mindestens ein vegetatives Symptom) vorhanden sein. Panikattacken sind im Gegensatz zur Panikstörung keine Diagnose. Sie können bei allen Angststörungen außer der generalisierten Angststörung auftreten.

Panikstörung. Das wesentliche Kennzeichen sind wiederkehrende schwere Panikattacken, die sich nicht auf eine spezifische Situation oder besondere Umstände beschränken und deshalb nicht vorhersehbar sind. Eine eindeutige Diagnose ist nur bei mehreren schweren vegetativen Angstanfällen zu stellen, die innerhalb eines Zeitraumes von etwa 6 Monaten aufgetreten sind. Man unterscheidet die mittelschwere Panikstörung von der schweren Panikstörung.

Angststörungen mit Phobie

Phobische Erkrankung. Das wesentliche Kennzeichen einer Phobie ist deutliche und anhaltende Furcht vor oder Vermeidung von bestimmten Situationen oder bestimmten Objekten, dem phobischen Stimulus. Wenigstens einmal nach Auftreten der Störung müssen in den gefürchteten Situationen mindestens zwei Angstsymptome aus den Symptomkategorien Vegetative Symptome, Thorax und Abdomen betreffende Symptome, Psychische Symptome und Allgemeine Symptome (davon mindestens ein vegetatives Symptom) gemeinsam vorhanden gewesen sein. Es besteht eine deutliche emotionale Belastung durch die Symptome oder das Vermeidungsverhalten. Die Betroffenen haben die Einsicht, dass diese unvernünftig oder übertrieben sind. Die Symptome beschränken sich ausschließlich auf die gefürchtete Situation oder Gedanken an diese.

▌ **Spezifische Phobie.** Der phobische Stimulus ist ein bestimmtes Objekt oder eine bestimmte Situation (außer Agoraphobie oder sozialer Phobie). Phobische Patienten können beispielsweise Angst vor Katzen, Schlangen oder Spinnen, Höhen, Prüfungen oder geschlossenen Räumen haben.

▌ **Soziale Phobie.** Der phobische Stimulus besteht darin, sich peinlich oder erniedrigend zu verhalten oder im Zentrum der Aufmerksamkeit zu stehen.

▌ **Agoraphobie.** Die phobischen Stimuli sind Menschenmengen, öffentliche Plätze, alleine Reisen und Reisen mit weiter Entfernung von Zuhause. Man unterscheidet die Agoraphobie mit Panikattacken von der Agoraphobie ohne Panikattacken.

Nun können wir zu unserem eigentlichen Thema dieses Abschnittes kommen.

▌ Einleitung

Ein Grund, der das korrekte Diagnostizieren von Angststörungen schwierig macht, liegt in der Tatsache, dass viele Verhaltensweisen, die mit Angst in Zusammenhang gebracht werden, auch als Teil anderer Erkrankungen zum Ausdruck kommen. Wie bereits gesagt, können Angstsymptome nicht nur bei Angststörungen auftreten, sondern auch bei zahlreichen anderen Erkrankungen körperlicher und seelischer Art. Dabei ist vorrangig an die Möglichkeit organischer Störungen oder an Probleme mit Medikamenten zu denken, sei es durch Intoxikation oder durch Entzug. Es können auch andere psychiatrische Erkrankungen vorliegen.

Diese möglichen anderen Erkrankungen sind wichtig und müssen vom klinischen Praktiker ausreichend berücksichtigt werden. Der folgende Teil beschäftigt sich mit den am häufigsten vorkommenden Erkrankungen dieser Art.

∎ Ausschluss anderer Erkrankungen

Die Symptome, die wir mit Angststörungen in Zusammenhang bringen, können auch als Manifestationen anderer Erkrankungen auftreten, was häufig der Fall ist. Daher muss der Arzt vor der Festlegung auf die Diagnose „Angststörung" sicher sein, dass bei dem Patienten nicht eine andere Erkrankung vorliegt, deren Symptome fälschlicherweise auf eine Angststörung schließen lassen. Symptome, die wir im Zusammenhang mit Angststörungen bringen, können auch auftreten bei:

- bestimmten körperlichen Erkrankungen
- Medikamenten-/Drogenwirkung und -entzug
- anderen psychiatrischen Störungen.

Wir schauen uns diese Erkrankungen jetzt im einzelnen an.

∎ Phobien und andere Erkrankungen

Nicht in jedem Fall einer diagnostizierten Angststörung muss der Arzt als erstes eine körperliche Erkrankung ausschließen. So zeigen sich einfache Phobien beispielsweise extrem selten als Ausdruck körperlicher Krankheit. Bei einer einfachen Phobie – einer Angst vor Katzen, um bei unserem Beispiel zu bleiben – würde ein Arzt durch eine Untersuchung auf organische Krankheiten in der Regel nichts gewinnen.

∎ Angststörungen ohne Phobien und andere Erkrankungen

Wenn jemand jedoch an einer generalisierten Angststörung mit den Symptomen Ruhelosigkeit, leichte Ermüdbarkeit, Konzentrationsschwierigkeiten oder Leere im Kopf, Reizbarkeit, Muskelspannung und Schlafstörungen zu leiden scheint, sollte auch an die Möglichkeit einer Schilddrüsenüberfunktion gedacht werden. In der Tat ist die Überfunktion der Schilddrüse die häufigste Erkrankung, die die Symptome der Angststörung imi-

tiert. Sie kann Symptome entwickeln, die denen der Angststörung genau gleichen. Der typische Patient mit dieser Erkrankung ist reizbar und getrieben, zeigt also Eigenschaften,
die auch bei vielen Menschen mit Angststörungen zu sehen
sind. Das bedeutet, dass diese Patienten sehr sorgfältig untersucht werden müssen.

Vergleichbare Angstsymptome sind auch bei Patienten mit
einer Hypoglykämie (Unterzucker) oder einem Phäochromozytom (Tumor der Nebenniere) zu finden. In diesen Fällen
müssen die Symptome als Teil der Erkrankung erkannt werden
und es muss in erster Linie die zugrundeliegende Krankheit behandelt werden und nicht die symptomatische Angst. Wenn der
Arzt diese Krankheiten außer Acht lässt, wird er die Symptome
vermutlich für eine Angststörung halten, sodass ernsthafte und
schädigende Krankheiten übersehen werden. Treffen die Kriterien für das generalisierte Angstsyndrom tatsächlich zu, muss
eine sorgfältige körperliche Untersuchung erfolgen, um andere
Krankheiten auszuschließen.

Sind Angstsymptome Teil einer spezifischen Erkrankung,
dürfen nicht in erster Linie die Symptome, sondern es muss die
zu Grunde liegende Krankheit behandelt werden. Eine anxiolytische Therapie ist jedoch wichtig für das Eingrenzen der Angst
derjenigen Patienten, die Angst vor ihrer körperlichen Erkrankung haben. Auf die Symptome von Krankheiten wie der
Schilddrüsenüberfunktion muss anders eingegangen werden als
auf die reaktive Angst, die viele Patienten erfasst, wenn sie von
einer körperlichen Erkrankung erfahren (s. Schema zu „Erkrankungen mit symptomatischer Angst" S. 29).

▌ Diagnostik organisch bedingter Angststörungen nach ICD-10

Es ist bei phobischen Angststörungen sehr unwahrscheinlich,
dass sie eine organische Ursache haben. Deshalb scheint es
vernünftig zu sein, zu fordern, dass die organisch bedingten

Angststörungen vom Erscheinungsbild her Angststörungen ohne Phobien gleichen.

Die ICD-10 kennt für organisch bedingte Angststörungen die Diagnose organische Angststörung. Es handelt sich dabei um eine Angststörung, die durch die wesentlichen Merkmale einer generalisierten Angststörung oder einer Panikstörung gekennzeichnet sind. Dieser Zustand entsteht jedoch als Folge einer organischen Erkrankung, die eine zerebrale Funktionsstörung verursacht (z. B. Temporallappenepilepsie, Thyreotoxikose, Phäochromozytom).

Die organische Angststörung gehört zu der Diagnosekategorie mit dem Namen „Psychische Störungen aufgrund einer Schädigung oder Funktionsstörung des Gehirns oder einer körperlichen Erkrankung". Diese Kategorie umfasst verschiedene Krankheitsbilder, die ursächlich mit einer Hirnfunktionsstörung im Zusammenhang stehen. Sie sind Folge von primär zerebralen Erkrankungen oder systemischen Erkrankungen, die sekundär das Gehirn betreffen, von endokrinen Störungen wie dem Cushing Syndrom oder anderen somatischen Erkrankungen und einigen exogenen, toxisch wirkenden Substanzen (keine psychotropen Substanzen wie Alkohol, Opioide, Cannaboide, Hypnotika, Kokain, Stimulanzien wie Koffein, Halluzinogene, Tabak, Lösungsmittel).

Gemeinsam ist allen diesen Krankheitsbildern, dass das klinische Erscheinungsbild allein nicht erlaubt, die Verdachtsdiagnose einer organischen psychischen Störung wie Demenz oder Delir zu stellen. Eher ist das klinische Erscheinungsbild ähnlich oder sogar identisch mit Störungen, die als „nichtorganisch" angesehen werden. Sie werden hier aufgrund der Annahme aufgeführt, dass sie durch die zerebrale Erkrankung oder eine Funktionsstörung verursacht sind und nicht nur zufällig bei solchen Krankheiten oder Funktionsstörungen auftreten oder eine psychische Reaktion auf deren Symptome sind.

Bevor gesagt werden kann, was die ICD-10 unter einer organischen Angststörung versteht, muss noch ein anderer Begriff, der der psychischen Störungen aufgrund einer Schädigung oder Funktionsstörung des Gehirns oder einer körperlichen Erkrankung, definiert werden.

Nach den Forschungskriterien der ICD-10 liegt eine psychische Störung aufgrund einer Schädigung oder Funktionsstörung des Gehirns oder einer körperlichen Erkrankung vor, wenn folgende Kriterien erfüllt sind.

G1 Objektiver Nachweis (aufgrund körperlicher, neurologischer oder laborchemischer Untersuchungen) und/oder Anamnese einer zerebralen Krankheit, Schädigung oder Funktionsstörung oder einer systemischen Krankheit, von der bekannt ist, dass sie eine zerebrale Funktionsstörung verursachen kann, einschließlich Hormonstörungen (außer durch Alkohol oder psychotrope Substanzen bedingte Krankheiten) und Effekte, die nicht durch psychoaktive Substanzen bedingt sind.

G2 Ein wahrscheinlicher Zusammenhang zwischen der Entwicklung (oder einer deutlichen Verschlechterung) der zu Grunde liegenden Krankheit, Schädigung oder Funktionsstörung und der psychischen Störung, deren Symptome gleichzeitig oder verzögert auftreten.

G3 Rückbildung oder deutliche Besserung der psychischen Störung nach Rückbildung oder Besserung der vermutlich zu Grunde liegenden Krankheit.

G4 Kein ausreichender oder überzeugender Beleg für eine andere Verursachung der psychischen Störung, z.B. eine sehr belastende Familienanamnese für eine klinisch gleiche oder ähnliche Störung.

Wenn die Kriterien G1, G2 und G4 zutreffen, ist eine vorläufige Diagnose gerechtfertigt. Wird zusätzlich G3 nachgewiesen, kann die Diagnose als sicher gelten.

Eine organische Angststörung (F06.4) liegt also nach den Forschungskriterien der ICD-10 vor, wenn die folgenden beiden Kriterien erfüllt sind:

1. Es liegt eine psychische Störung aufgrund einer Schädigung oder Funktionsstörung des Gehirns oder einer körperlichen Erkrankung vor.

2. Die Kriterien für eine Angststörung ohne Phobien (generalisierte Angststörung oder Panikstörung) sind erfüllt.

▐ Wirkung und Entzug von Medikamenten und psychotropen Substanzen

Der weitverbreitete und weithin sorglose Gebrauch von leicht zugänglichen Medikamenten und Stimulanzien in unserer Gesellschaft stellt den Kliniker noch vor ein zusätzliches Problem. Es ist inzwischen nicht anzuzweifeln, dass Angstsymptome auch durch Einnahme von Medikamenten und Drogen ausgelöst werden können. Diese Symptome können ausgelöst werden als Folge:

▐ der Wirkungen eingenommener Substanzen und
▐ des Entzugs von Substanzen.

oder beidem. Da die Wirkung von psychotropen Substanzen Merkmale und Symptome der Angststörung imitieren kann, muss der Arzt sicherstellen, dass nicht Medikamente, Medikamentenentzug, Drogen oder Drogenentzug, Alkoholintoxikation oder Alkoholentzug ihre Ursache sind.

Die Wirkungen von aufgenommenen Substanzen werden in der ICD-10 eingeteilt in „Akute Intoxikation" und „Schädlicher Gebrauch".

▐ **Akute Intoxikation.** Hierunter versteht man ein vorübergehendes Zustandsbild nach der Aufnahme von Substanzen oder Alkohol mit Störungen oder Veränderungen der körperlichen, psychischen oder Verhaltensfunktionen und -reaktionen. Die bekanntesten akuten Intoxikationen mit psychotropen Substanzen sind der Alkoholrausch, der Horrortrip bei halluzinogenen Substanzen und andere Rauschformen.

▐ **Schädlicher Gebrauch.** Hierunter versteht man ein Konsumverhalten, das zu einer Gesundheitsschädigung führt. Diese kann eine körperliche Störung, etwa in Form einer Hepatitits durch

Selbstinjektion von Substanzen sein oder eine psychische Störung, zum Beispiel das Auftreten von Panikattacken nach massivem Alkoholkonsum.

Menschen, die ständig bestimmte Medikamente oder Drogen zu sich nehmen – dazu gehören auch Koffein, Alkohol und Nikotin – können aufgrund dieses Gebrauches angstähnliche Symptome entwickeln, weil diese Substanzen zu vergleichbaren physiologischen Reaktionen führen. Am häufigsten passiert das mit Koffein, Amphetaminen und anderen Sympathomimetika sowie Kortikosteroiden.

Nicht nur die Wirkung von zugeführten Substanzen kann ein Angstsyndrom erzeugen. Suchterzeugende Stoffe wie Alkohol oder Drogen oder auch Medikamente können zu einem Entzugssyndrom oder auch Abhängigkeit führen, die alle Eigenschaften einer Angststörung zeigen. Bei einem Entzugssyndrom oder einer Abhängigkeit lässt sich in der Regel ein Missbrauch abhängig machender Substanzen (bisweilen nur durch Befragen von Angehörigen oder Bekannten) nachweisen.

▌ **Abhängigkeitssyndrom.** Hierbei handelt es sich um eine Gruppe körperlicher, Verhaltens- und kognitiver Phänomene, bei denen der Konsum einer Substanz oder einer Substanzklasse für die betroffene Person Vorrang hat gegenüber anderen Verhaltensweisen, die von ihm früher höher bewertet wurden. Ein entscheidendes Charakteristikum der Abhängigkeit ist der oft starke, gelegentlich übermächtige Wunsch, Substanzen oder Medikamente (ärztlich verordnet oder nicht), Alkohol oder Tabak zu konsumieren. Bei Abhängigkeit kennt man Toleranzentwicklung (eindeutige Beispiele hierfür sind die Tagesdosen von Alkoholikern), Entzugssyndrom und Sensibilisierung.

▌ **Entzugssyndrom.** Hier handelt es sich um einen Symptomkomplex von unterschiedlicher Zusammensetzung und wechselndem Schweregrad bei absolutem und relativem Entzug einer Substanz. Die Symptome, die auftreten, wenn jemand einen Medikamenten-, Drogen- oder Alkoholentzug durchmacht, können denjenigen der Angststörungen gleichen. Menschen, die regelmäßig Schlaftabletten einnehmen, leiden manchmal nach deren Absetzen unter Entzugserscheinungen. Dieser Entzug kann sich als Schlaflosigkeit oder in manchen Fällen als Angst manifestieren. In so einem Fall handelt es sich nicht um eine generalisierte Angststörung, sondern um ein Medikamenteneinnahmeproblem. Die Symptome können auch beim Entzug von Koffein oder Tranquilizern entstehen.

Vor der Festlegung auf die Diagnose „Angststörung" muss der Arzt daher sicherstellen, dass ein Patient nicht durch die chronische Verwendung oder den Entzug von Medikamenten oder Alkohol zu solchen Symptomen kommt. Hier muss auch an Koffein gedacht werden, das normalerweise nicht als diesbezügliche Substanz betrachtet wird. Problematisch sind Fälle, in denen sich im Verlauf einer Angststörung eine sekundäre Abhängigkeit infolge chronischer Einnahme von Anxiolytika wie Benzodiazepinen entwickelt hat.

▌ Andere psychiatrische Erkrankungen

Auch andere psychiatrische Erkrankungen machen das Diagnostizieren einer Angststörung zum Problem, weil einige von ihnen die gleichen Symptome zeigen. Eine Differenzierung zwischen diesen Krankheiten und der Angststörung ist deshalb notwendig, weil die anderen psychiatrischen Störungen nicht auf Anxiolytika ansprechen. Die häufigsten psychiatrischen Störungen, die mit dem Angstsyndrom verwechselt werden können, sind

▌ Depression und
▌ Schizophrenie.

Von den beiden ist die Depression schwerer von der Angststörung zu unterscheiden. Zum Teil liegt das daran, dass Patienten häufig sowohl an Depressionen als auch an Angststörungen leiden. Die Komorbidität, das heißt das gleichzeitige Auftreten von Angst und Depression liegt bei bis zu 80%. Zumindest für den erfahrenen Arzt ist es in der Regel kein Problem, Angststörung und Schizophrenie auseinanderzuhalten.

▌ Einleitung

Im Laufe des Lebens können Situationen entstehen, die in sonst
normalen Menschen Angstsymptome hervorrufen (oder, wie es
das DSM-IV formuliert „Anpassungsstörung mit ängstlicher
Verstimmung"). Unter diesen Umständen kann die Angst als si-
tuationsgerecht betrachtet werden, das heißt, als Reaktion auf
eine spezifische Situation.

▌ Situative Ängste

Zu den Kennzeichen der situativen Angst gehört die Tatsache,
dass es einen Fokus für die Angst gibt. Darüber hinaus ist die
Angst bei dieser Störung nicht notwendigerweise überproportional im Vergleich zum Auslöser, auch wenn sie intensiv und
hinderlich sein kann.

Menschen erleben die unangenehmen Angstsymptome automatisch, wenn sie durch belastende Zeiten der Umorientierung

in ihrem Leben gehen. Diese Umorientierung, Anpassung, kann durch eine Heirat, Scheidung, einen Arbeitsplatzwechsel oder den Verlust eines guten Freundes notwendig werden. In der Tat können auch weniger schlimme Ereignisse dazu führen, dass zeitweise Angstsymptome auftreten. Es kann ein gesellschaftliches Ereignis sein, vor dem man Angst hat, eine Reise, ein Vorstellungsgespräch, ein rechtzeitig einzuholender Auftrag. Wichtig ist, dass diese Symptome in einer vorübergehenden Situation entstehen und im Allgemeinen innerhalb kurzer Zeit wieder verschwinden, normalerweise ohne therapeutische Intervention. Manchmal kann aber eine Beratung und eine Entspannungstherapie, möglicherweise in Kombination mit dem kurzfristigen Einsatz eines Anxiolytikums, dem Betroffenen helfen, die Situation besser zu überstehen.

Diese Angst ist von einer phobischen Reaktion zu unterscheiden. Die ständige Angst vor dem Reisen mit einem Flugzeug wird beispielsweise als phobische Angst eingestuft, wohingegen die Angst vor der Gegenüberstellung mit dem Richter, einem Schwurgericht oder anderen im Gerichtssaal Angst hervorruft, die nach Beendigung des Falles kein Problem mehr darstellt.

Der Begriff situative Angst darf aber nicht falsch verstanden werden, er bedeutet nicht, dass die Symptome nur ein oder zwei Tage anhalten. Auch wenn die meisten Situationen nur kurze Zeit bestehen bleiben, so gibt es doch Umstände, unter denen die Angst über einen relativ langen Zeitraum erlebt wird. Ein Beispiel dafür ist der Fall eines Schülers, dessen Angst vor dem Unterricht (aus welchen Gründen auch immer) über ein Halbjahr oder vielleicht sogar ein ganzes Schuljahr anhalten kann. Der Schüler kann große Angst haben, trotzdem handelt es sich nicht um eine Phobie oder eine generalisierte Angststörung. Es handelt sich wirklich um eine situative Angst, weil die Angst verschwände, wenn der Faktor Schule beseitigt würde. Die Schule ist der Fokus in dieser Situation, dessen Druck die Angst verursacht. (N.B. Situative Angst durch spezifischen Druck seitens der Schule ist von einer Schulphobie zu trennen, die eine tiefsitzende Furcht vor der Schule und der Trennung von zu Hause bei jüngeren Kindern bezeichnet.)

▌ Akute Belastungsreaktion

Für eine spezielle Form der situativen Angst hat die ICD-10 den Begriff der akuten Belastungsreaktion gebildet.

▌ Bei der akuten Belastungsreaktion handelt es sich um eine vorübergehende Störung von beträchtlichem Schweregrad, die sich bei einem nicht psychisch gestörten Menschen als Reaktion auf eine außergewöhnliche körperliche oder seelische Belastung entwickelt und im Allgemeinen innerhalb von Stunden oder wenigen Tagen abklingt.

▌ Das auslösende Erlebnis kann ein überwältigendes traumatisches Erlebnis mit einer ernsthaften Bedrohung für die Sicherheit oder körperliche Unversehrtheit des Betroffenen oder einer geliebten Person sein – z. B. Naturkatastrophe, Unfall, Kriegskampf, Verbrechen, Vergewaltigung – oder eine ungewöhnlich plötzliche und bedrohliche Veränderung der sozialen Stellung und/oder des Beziehungsnetzes des Individuums, wie etwa Verluste durch mehrere Todesfälle, ein Hausbrand oder ähnliches.

▌ Das Risiko, diese Störung zu entwickeln, ist bei gleichzeitiger körperlicher Erschöpfung oder wenn organische Beeinträchtigungen z. B. bei Älteren vorliegen, erhöht.

▌ Die individuelle Vulnerabilität und die zur Verfügung stehenden Bewältigungsstrategien spielen beim Auftreten und beim Schweregrad der akuten Belastungsreaktion eine Rolle. Dies wird daran deutlich, dass nicht alle Personen, die eine außergewöhnliche Belastung erleben, auch eine Störung entwickeln.

▌ Die Symptome sind sehr verschieden, doch typischerweise beginnen sie mit einer Art von „Betäubung", einer gewissen Bewusstseinseinengung und eingeschränkter Aufmerksamkeit, einer Unfähigkeit, Reize zu verarbeiten, und Desorientiertheit. Diesem Zustand kann ein weiteres Sichzurückziehen aus der Umweltsituation folgen (bis hin zu dissoziativem Stupor) oder aber ein Unruhezustand und Überaktivität wie Fluchtreaktion oder Fugue.

▌ Meist treten vegetative Zeichen panischer Angst wie Tachykardie, Schwitzen und Erröten auf. Die Symptome erscheinen im Allgemeinen innerhalb von zehn Minuten nach dem belastenden Ereignis und gehen innerhalb von zwei oder drei Tagen, oft innerhalb von Stunden, zurück. Es kann eine teilweise oder vollständige Amnesie für diese Episode vorliegen.

Nach den Forschungskriterien der ICD-10 liegt eine akute Belastungsreaktion vor, wenn folgende Kriterien erfüllt sind:

A. Erleben einer außergewöhnlichen psychischen oder physischen Belastung.

B. Dem Kriterium A folgt unmittelbar der Beginn der Symptome (innerhalb einer Stunde).

C. Es gibt zwei Symptomgruppen. Die akute Belastungsreaktion wird unterteilt in:
▌ leicht → nur Symptome aus Gruppe 1.
▌ mittelgradig → Symptome aus Gruppe 1 und zwei Symptome aus Gruppe 2.
▌ schwer Symptome aus Gruppe 1, zwei Symptome aus Gruppe 2 oder dissoziativer Stupor.

Gruppe 1:   Die Kriterien B, C und D der generalisierten Angststörung treffen zu.

Gruppe 2:   a) Rückzug von erwarteten sozialen Interaktionen
b) Einengung der Aufmerksamkeit
c) offensichtliche Desorientierung
d) Ärger oder verbale Aggression
e) Verzweiflung oder Hoffnungslosigkeit
f) unangemessene oder sinnlose Überaktivität
g) unkontrollierbare und außergewöhnliche Trauer (zu beurteilen nach den jeweiligen kulturellen Normen)

D. Wenn die Belastung vorübergehend ist oder gemildert werden kann, beginnen die Symptome frühestens nach acht Stunden abzuklingen. Hält die Belastung an, beginnen die Symptome nach höchstens 48 Stunden abzuklingen.

E. Häufigstes Ausschlusskriterium: Derzeit liegen keine anderen psychischen oder Verhaltensstörungen vor (außer generalisierter Angststörung und Persönlichkeitsstörungen). Das Ende einer Krankheitsperiode einer anderen psychischen oder Verhaltensstörung muss mehr als drei Monate zurückliegen.

▌ Angst, die Krankheiten begleitet

Eine andere Form der situativen Angst, die erwähnt werden muss, ist die Angst, die normalerweise als Teil einer schweren Krankheit auftritt. So kann jemand, der gerade einen Herzinfarkt hat, befürchten, dass er sterben muss. Oder ein Patient, der gerade seine Diagnose erfahren hat, denkt mit Angst vor dem Sterben oder einer Behinderung an die schlimmstmöglichen Folgen. Diese Art der Angst kann mit jedem Schritt der Besserung zurückgehen und ganz verschwinden. In vielen Fällen ist die Angst aber schwerwiegend genug, um eine spezifische anxiolytische Therapie notwendig zu machen. Dazu können Beratungen oder in manchen Fällen auch ein Medikament gehören. Die Behandlung hängt von der Erkrankung und den sonst eingesetzten Medikamenten ab.

Grundsätzlich können alle chronischen Krankheiten – Allergien, Asthma, gastrointestinale Störungen, Herzerkrankungen, Krebs usw. – Angstsymptome hervorrufen. In diesen Fällen kann den Patienten mit angstlösenden Behandlungen geholfen werden.

Das beste Beispiel für eine begleitende Angst ist der Patient mit einer kardiovaskulären Erkrankung. Eine angstlösende Behandlung für einen solchen Patienten ist besonders wichtig, da anhaltende Angst diese Krankheit verschlimmern kann. Etwa 70% aller Patienten mit einem Herzinfarkt werden gegen Angst behandelt. Die Therapie besteht hauptsächlich aus Anwendung von Medikamenten zur Stressbewältigung und Beratungsgesprächen zur Vermittlung von Techniken, die helfen sollen, mit der Beeinträchtigung zu leben.

∎ Zusammenfassung

Bei der situativen Angst spielen also drei Faktoren eine Rolle:
- Die Angst hat einen Fokus.
- Sie ist zeitlich begrenzt.
- Auch wenn die Angst sehr groß ist, ist sie nicht überproportional im Vergleich zu ihrer Ursache.

Im Allgemeinen haben situative Ängste einen Fokus. Es sind keine unterrichteten Ängste. Wenn der Fokus nicht mehr existiert oder sich auflöst, verschwindet auch die Angst.

Die Zeiträume des Auftretens der situativen Angst sind von unterschiedlicher Dauer und manchmal kann die Angst über eine relative lange Zeit anhalten. Beispiel dafür sind Patienten mit chronischen kardiovaskulären, gastrointestinalen oder asthmatischen Erkrankungen. Bei ihnen kann die Angst als Sekundärsymptom in Bezug auf die Krankheit angesehen werden. Bei chronischen Problemen muss sich der Patient an den Gedanken gewöhnen, ständig mit einer (vielleicht tödlichen) Krankheit oder Behinderung zu leben.

In vielen Fällen kann die situative Angst aber als kurzfristig betrachtet werden. Das wird an der Prüfungssituation eines Schülers deutlich. Nach der Prüfung und der Bekanntgabe der Resultate ist die Angst vorbei. Manchmal dauert die Angst aber auch länger, wie im Fall eines Schülers, der ein halbes Jahr Angst hat.

Die Tatsache, dass die situative Angst nicht überproportional im Vergleich zur Wirklichkeit ist, unterscheidet sie von den Phobien. Letztere sind eindeutig irrationale Ängste, auch wenn sie ganz klar auf einen Auslöser konzentriert sind.

KAPITEL 8

**Therapiemöglichkeiten
der Angststörungen – Übersicht**

8.1 Allgemeines

Zur Therapie der Angststörungen werden eine große Anzahl von Therapieverfahren mit Erfolg eingesetzt. Es gibt diverse psychopharmakologische Therapien und psychotherapeutische Verfahren, bei denen wiederum zwischen verhaltenstherapeutisch orientierten und tiefenpsychologisch orientierten Verfahren unterschieden wird.

▌ Pharmakotherapie

Jahrhundertelang war Alkohol – vermutlich das erste Psychopharmakon überhaupt – die am häufigsten eingesetzte Substanz gegen Angst. Bis Ende des 19. Jahrhunderts war es üblich, psychisch kranken Menschen in Nervenheilanstalten regelmäßig Bier zu verabreichen.

Später kamen andere Drogen hinzu, bekannt sind die Versuche Freuds mit Kokain. Wegen der sedierenden Wirkung wurden lange Bromsalze, Chloralhydrat sowie Opiate für die Angstbehandlung eingesetzt. Zu Beginn des 20. Jahrhunderts bis etwa 1950 waren Barbiturate die Medikamente der ersten Wahl, die aber wegen der lebensgefährlichen Atemsupression und der möglichen Toleranzentwicklung zunehmend suspekt wurden. In den fünfziger Jahren wurde das Meprobamat mit großen Hoffnungen eingeführt. Es stellte sich jedoch nach einiger Zeit heraus, dass auch dieses Medikament die gleichen Probleme aufwies wie die Barbiturate. Als die ersten echten Anxiolytika wurden dann die in den sechziger Jahren auf den Markt kommenden Benzodiazepine – Librium und Valium – angesehen. Im Laufe der Zeit wurden viele andere Benzodiazepine entwickelt, die sich untereinander vor allem durch die Halbwertszeit und die verschieden starke Sedierung unterscheiden. Die Benzodiazepine verfügen neben der Anxiolyse noch über andere Eigenschaften wie Sedation, Antikonvulsion und Muskelrelaxation, die sie für ein breites Indikationsfeld geeignet erscheinen lassen. Benzodiazepine haben sich zu den mit am häufigsten verordneten Medikamenten in der westlichen Welt entwickelt. Da jedoch auch ihr Gebrauch nicht ohne Probleme ist – es kommt zu einer oft nicht erwünschten Sedierung, Fahrtüchtigkeit und Reaktionszeit können eingeschränkt sein, Gedächtnis und Wahrnehmungsfähigkeit können beeinträchtigt sein, es besteht ein nicht zu unterschätzendes Missbrauchspotenzial, es kann zu körperlicher Abhängigkeit und Toleranzentwicklung kommen – wurde nach einem Ersatz für die Benzodiazepine vor allem für die längerfristigen Anwendung gesucht.

Nahezu alle Psychopharmaka sind bei der Therapie von Angst wirksam. Zur Behandlung von Angststörungen stehen uns heute eine ganze Palette von Medikamenten zur Verfügung, über deren spezifische Einsatzmöglichkeiten und Erfolgschancen im Abschnitt 8.2, bei der Behandlung der einzelnen Diagnosen, eingegangen werden soll.

Zum allgemeinen Verständnis sollen erst einige Grundlagen der Psychopharmakologie kurz dargelegt werden. Es scheint so, dass fast alle Psychopharmaka gegen Angst wirksam sind. In der Therapie der Angststörungen unterscheidet man Antidepressiva, Anxiolytika, Neuroleptika und andere Medikamente.

▌ Antidepressiva

Antidepressiva (AD) sind eine heterogene Gruppe von Pharmaka, denen gemein ist, dass sie bei depressiven Syndromen unterschiedlicher Ursachen und Charakteristik einen stimmungsaufhellenden und antriebssteigernden Effekt haben. Sie sind allerdings häufig auch bei einer Reihe anderer Störungsbilder wie zum Beispiel bei Angsterkrankungen wirksam, sodass der „antidepressive Effekt" eigentlich nur einen Aspekt ihrer therapeutischen Möglichkeiten darstellt.

Es gibt eine große Anzahl von Stoffen, die antidepressiv wirken. All diesen Stoffen ist gemeinsam, dass sie mindestens eines der vielen im Gehirn vorhandenen Botenstoffsysteme, Transmittersystem genannt, beeinflussen. Man vermutet daher, dass Antidepressiva wirken, indem sie das durch die Erkrankung gestörte Gleichgewicht der verschiedenen Transmitter wieder herstellen.

Bei den Angsterkrankungen scheint im Gehirn das Gleichgewicht mindestens der folgenden Transmitter gestört zu sein: Serotonin (5-HT), Noradrenalin (NA), Dopamin (DA), Acetylcholin (ACH), Gamma-Amino-Buttersäure (GABA) und Histamin (H).

Die meisten Antidepressiva wirken auf mehrere Transmittersysteme gleichzeitig. Zum Beispiel blockieren Amitriptylin, Doxepin, Maprotilin, Mianserin, Mirtazapin und Trimipramin neben Serotonin- und Noradrenalinrezeptoren auch Histamin-H_1-Rezeptoren, was zu der verstärkt schlafanstoßenden und sedierenden Wirkung dieser Medikamente beiträgt.

In den letzten Jahren wurden vor allem die Überträgerstoffe Noradrenalin und Serotonin untersucht. Dies liegt daran, dass Substanzen gefunden wurden, die hauptsächlich auf diese Systeme einwirken, wenig Nebenwirkungen haben und Angst und Depression günstig beeinflussen. Das heißt jedoch nicht, dass diese beiden Transmittersysteme alleine für Angst und Depression „zuständig" sind. Es scheint vielmehr so zu sein, dass Substanzen, die gleichzeitig auf mehrere Systeme einwirken, stabilisierender wirken als solche, die weitgehend selektiv nur ein oder zwei Systeme beeinflussen.

Antidepressiva können unterteilt werden nach ihrer chemischen Struktur, was die gebräuchlichste, aber leider nicht immer aussagekräftigste Einteilung ist, oder nach ihrem vermuteten primären Angriffspunkt im ZNS, was als pharmakologisch aussagekräftiger betrachtet wird.

Nach der chemischen Struktur unterscheidet man trizyklische, tetrazyklische, neozyklische und Mischpräparate wie z. B. pflanzliche und andere Antidepressiva.

Einteilung nach der chemischen Struktur

▮ Trizyklische Antidepressiva (TCA) wie Amitriptylin, Amitriptylinoxid, Clomipramin, Desipramin, Dibenzepin, Doxepin, Imipramin, Lofepramin, Nortriptylin, Trimipramin
▮ Tetrazyklische Antidepressiva (TRCA) wie Maprotilin und Mianserin
▮ Neozyklische Antidepressiva (NCA) wie Viloxazin
▮ Pflanzliche Antidepressiva wie Extractum hyperici (Johanniskrautextrakt)
▮ Andere Antidepressiva wie Citalopram, Fluoxetin, Fluvoxamin, Paroxetin, Sertralin, Reboxetin, Venlafaxin, Mirtazapin, Nefazodon, Trazodon, Moclobemid, Tranylcypromin

Einteilung nach dem primären Angriffsort im ZNS

Zunächst sollen einige Begriffe erläutert werden

▮ **Transmitterwiederaufnahmehemmung.** Durch die Transmitterwiederaufnahmehemmung erfolgt eine Blockade des aktiven Rücktransports des Transmitters aus dem synaptischen Spalt. Somit befinden sich die Transmittermoleküle in erhöhter Konzentration im synaptischen Spalt. Es sind somit mehr Transmitter zur Stimulierung der für diesen Transmitter zuständigen Rezeptoren verfügbar. Die Hemmung der neuronalen Aufnahme von NA, 5-HT oder DA durch die verschiedenen AD und die hiermit verbundene Anreicherung dieser Transmitter im synaptischen Spalt ist deshalb von Wichtigkeit, da bei Angsterkrankungen bzw. der Depression ein Ungleichgewicht dieser Neurotransmitter bzw. eine Verminderung dieser Überträgersubstanzen diskutiert wird.

▮ **Akut-Blockade.** Die akute Rezeptorwirkung wird definiert als die pharmakologische Wirkung, die unmittelbar oder kurz nach einmaliger Medikation auftritt. Die direkte rezeptorblockierende

Wirkungen der AD sind für die Nebenwirkungsprofile der Substanzen von Bedeutung. So besteht eine Beziehung zwischen den Alpha-1-Adrenozeptoren mit sedativen und blutdrucksenkenden Effekten. Orthostatische Dysregulation ist eine wichtige Nebenwirkung von AD mit Alpha-1-Adrenozeptorwirkung. Durch eine ausgeprägte Hemmung des Alpha-2-Adrenozeptors kommt es z. B. beim Mianserin indirekt zu einer vermehrten NA-Freisetzung. Auch besitzen die verschiedenen AD unterschiedliche Fähigkeiten in der Hemmung der 5-HT, Muskarin- und Histaminrezeptoren (H1). Die 5-HT-2-Rezeptoren regulieren den Blutdruck, Muskarinrezeptoren sind für die anticholinergen Effekte verantwortlich, während den H-1-Rezeptoren die initial-sedierende Wirkung der jeweiligen AD zugeschrieben wird.

▌ **Chronische Rezeptorwirkung – Up- oder Down-Regulation.** Wird die akute Rezeptorwirkung definiert als die pharmakologische Wirkung nach Kurzzeitgabe, so ist die chronische Rezeptorwirkung definiert als der Effekt der AD nach ca. 14 Tagen. Diese Langzeitbehandlungen führen bei fast allen TZA zu Veränderungen der Dichte oder der Reaktivität der monoaminergen Rezeptoren. Diese Veränderungen sind jedoch nicht für alle AD einheitlich.

Eine Beurteilung der einzelnen AD gerade in Hinblick auf die chronische Rezeptorwirkung gestaltet sich äußerst schwierig. Verschiedene Regulationen nach chronischer Gabe kann man auf quantitativer Ebene nicht unterscheiden, auch gibt es keine Dosis-Wirkungskurven und oft sind die Unterschiede bei den einzelnen Substanzen zu klein und/oder nicht völlig reproduzierbar um eine quantitative Differenzierung vornehmen zu können.

Die klinische Wirkung aller Antidepressiva auf Angst oder Depression ist qualitativ ähnlich, unabhängig von ihrem biochemischem Profil wie dem Einfluss auf die einzelnen Rezeptoren, die Neurotransmitteraufnahme oder den Neurotransmitterabbau.

Daher ist anzunehmen, dass für die obengenannte Wirkung auf die depressive Symptomatik die Mechanismen oder Veränderungen verantwortlich sind, die nach chronischer Gabe auftreten. Dafür spricht offensichtlich auch die Erscheinung der klinischen Wirkung nach chronischer, nicht aber nach einmaliger Verabreichung. Fast alle chronisch verabreichten Antidepressiva rufen eine beta-adrenerge Down-, DA-2-up- und alpha-1-adrenerge Up-Regulation hervor. Ähnliche Up- und Down-Veränderungen wurden im Fall von Subpopulationen der 5-HT-Rezeptoren beschrieben, aber die Ergebnisse in dieser Hinsicht sind nicht vollständig oder sogar kontrovers. Wenn es um die Muskarin- und H-1-Rezeptoren nach chronischer Gabe geht, gibt es nur vereinzelt oder keine Information. Für die klinische antidepressive Wirkung können die drei erwähnten Regulationen beta-down, alpha-1- und DA-2-up verantwortlich sein. Es ist aber nicht immer möglich eindeutig zu entscheiden, ob alle 3 oder einzelne, und dann welche, in Frage kommen. Erwähnenswert ist, dass im Tierexperiment die Aktivierung des motorischen Verhaltens eine DA-2- und alpha-1-adrenerge Stimulation hervorrufen. Die Verhaltensaktivierung kann nicht über eine beta-adrenerge Blockade erreicht werden. Es kann immer noch nicht ausgeschlossen werden, dass für die klinische antidepressive Wirkung ein anderer, bis jetzt unbekannter Mechanismus (nicht mit den Rezeptoren gebunden) verantwortlich ist.

Die akuten Wirkungen der Antidepressiva auf die Transmittersysteme können eingeteilt werden in
▌ Serotoninwiederaufnahmehemmung
  – nicht selektiv wie Clomipramin, Dibenzepin etc.
  – weitgehend selektiv (SSRI) wie Citalopram, Fluoxetin, Fluvoxamin, Paroxetin, Sertralin
▌ Serotoninwiederaufnahmehemmung mit Blockade der 5-HT2-Rezeptoren
  – weitgehend selektiv wirkend (DSA) wie Nefazodon und Trazodon
▌ Noradrenalinwiederaufnahmehemmung
  – nicht selektiv wie Nortriptylin, Desipramin, etc.
  – weitgehend selektiv (NARI) wie Maprotilin, Reboxetin

▍ Kombinierte Serotonin- und Noradrenalinwiederaufnahmehemmung
  – nicht selektiv wie Amitriptylin, Amitriptylinoxid, Doxepin,
    Imipramin, Lofepramin etc.
  – weitgehend selektiv wie Venlafaxin (SNRI)
▍ Gesteigerte Noradrenalin- und Serotoninfreisetzung
  – noradrenerg und spezifisch serotonerg wie Mirtazapin
    (NaSSA) und in geringerem Maße Mianserin
▍ Monoaminooxidase-A-Hemmung (MAOI)
  – nicht selektiv und irreversibel wie Tranylcypromin
  – weitgehend selektiv und reversibel wie Moclobemid
▍ Dopaminwiederaufnahmehemmung
▍ Weitgehend selektiv wirkend wie Buproprion
▍ Erhöhte Dopaminfreisetzung im mesolimbischen Bereich
  – unter anderem im mesolimbischen Bereich wie die meis-
    ten Neuroleptika in niedriger Dosierung (keine Antide-
    pressiva im eigentlichen Sinn)
  – vor allem im mesolimbischen Bereich wie vermutlich Sul-
    pirid, Amisulpirid, Clozapin etc.

Abhängig von der Hemmung der Rückaufnahme von 5-HT oder
NA bzw. vom Ausmaß der Blockade verschiedener postsynapti-
scher Rezeptoren kann man typische klinische Symptome und
Nebenwirkungen ableiten.

Rezeptortyp	Möglicher klinischer Effekt
5-HT-Wiederauf-nahmehemmung	Schwitzen, innere Unruhe, Agitiertheit, Appetitminderung, Übelkeit, Kopfschmerzen, Schlafstörungen, sexuelle Funktionsstörungen, SIADH, zentrales Serotoninsyndrom
NA-Wiederauf-nahmehemmung	Tachykardie, Hypertonie, Unruhe, Tremor, Kopfschmerzen,
Blockade muskarini-scher Acetylcholin-rezeptoren	Mundtrockenheit, Obstipation, Akkommodationsstörungen, Sinustachykardie, Miktionsstörungen, Verwirrtheit, Gedächtnisstörungen, Delir
Blockade der Histamin-1-Rezeptoren	Müdigkeit, Sedation, Gewichtszunahme, Verwirrtheit
Blockade der 5-HT$_2$-Rezeptoren	Gewichtszunahme, Sedation, weniger sexuelle Dysfunktionen
Blockade alpha$_1$-adrenerger Rezeptoren	orthostatische Hypotonie, Tachykardie, Schwindel, Müdigkeit

(Erweitert nach: O. Benkert, H. Hippius: 2000)

Nebenwirkungen treten bevorzugt zu Beginn der Therapie auf, oftmals ist ein Rückgang der Nebenwirkungen im Verlauf der Behandlung mit einem Antidepressivum zu beobachten, ohne dass die Dosierung verändert wurde. Einige Nebenwirkungen können jedoch persistieren und eine Dosisanpassung oder einen Präparatewechsel notwendig machen. Gelegentlich kann auch nach einer gezielten Behandlung der Nebenwirkungen ein sonst erfolgreiches Antidepressivum weitergegeben werden.

▌ Anxiolytika

Anxiolytika sind angstlösende Substanzen. In dieser Gruppe sind Präparate mit unterschiedlichster chemischer Struktur und unterschiedlichen Wirkmechanismen zusammengefasst.

Am bekanntesten und häufigsten verordnet sind Benzodiazepine, die neben der angstlösenden auch eine sedierende Wirkung haben und deshalb auch als Tranquilizer bezeichnet werden. Benzodiazepine interagieren mit spezifischen Benzodiazepinrezeptoren, einer Untereinheit des $GABA_A$-Rezeptorkomplexes, im ZNS und verstärken dadurch die GABA-erge Membranhyperpolarisation. Da das GABA-System das wichtigste inhibitorische Neurotransmittersystem ist, werden dadurch andere Neuronensysteme in ihrer Aktivität gehemmt. Einfach ausgedrückt: $GABA_A$-Agonismus bewirkt Anxiolyse, Relaxation, Sedierung, u.a.

Benzodiazepine können chemisch in 5 Untergruppen differenziert werden. Daraus ergeben sich aber keine klinisch relevanten Unterschiede im Wirkungs- oder Nebenwirkungsspektrum. Viel sinnvoller ist es, Benzodiazepine nach ihrer Halbwertszeit einzuteilen, und danach, ob sie aktive Metaboliten haben oder nicht:

▌ Benzodiazepine mit *langer Halbwertszeit und langwirksamen aktiven Metaboliten* (z.B. Diazepam, Chlordiazepoxid)

▌ Benzodiazepine mit *mittlerer bis kurzer Halbwertszeit mit aktiven Metaboliten* (z.B. Alprazolam 10–15 h, Bromazepam 10–20 h, Flunitrazepam 10–30 h)

▌ Benzodiazepine mit *mittlerer bis kurzer Halbwertszeit ohne aktive Metaboliten* (z.B. Lorazepam 8–24 h, Oxazepam 4–15 h, Temazepam 5–14 h)

▌ Benzodiazepine *mit ultrakurzer Halbwertszeit ohne aktive Metaboliten* (z.B. Triazolam 1,5–5 h)

Benzodiazepine haben eine sehr große therapeutische Breite, bei ihrem Einsatz sollten jedoch neben anderen Nebenwirkungen immer auch die Sedierung und das Abhängigkeitspotenzial bedacht werden. Zur Vorbeugung von Entzugssymptomen sollten Benzodiazepine in der Regel nicht länger als vier bis sechs Wochen verordnet werden, die Dosis muss dann stufenweise reduziert werden. Dabei sollten die ersten 50% der Benzodiazepindosis relativ zügig, die nächsten 25% deutlich langsamer und die letzten 25% sehr langsam abgesetzt werden. Im Idealfall erfolgt nach längerer Benzodiazepingabe ein Reduktionsschritt immer erst, wenn die Entzugssymptome jeweils abgeklungen sind, d. h. man versucht die Schritte so zu wählen, dass allenfalls minimale Symptome auftreten.

Andere anxiolytische Präparate sind z. B.

▌ Buspiron, ein Azapiron, das als partieller Agonist an 5-HT_{1a}-Rezeptoren wirkt.

▌ Opipramol, ein trizyklisches Piperazylderivat mit vorwiegend H_1-antihistaminerger Wirkkomponente und geringer dopaminerger und 5-HT_{2a}-antagonistischer Wirkung.

▌ Hydroxyxin, ein Diphenylmethanderivat, ein H1-Blocker mit adrenolytischer und anticholinerger Aktivität.

▌ Kavain, ein pflanzliches Präparat (Alkaloid des Kava-Strauches) mit noch nicht geklärtem Wirkmechanismus, aber mit Hinweisen auf Effekte am $GABA_A$-Rezeptorenkomplex.

▌ Auch anderen Substanzgruppen werden anxiolytische Wirkung nachgesagt, so z. B. den Beta-Rezeptorenblockern, die über Blockade der beta-adrenerg vermittelten somatischen Symptome wie Schwitzen, Tremor, Tachykardie und Magen-Darm-Beschwerden angstvermindernd wirken.

▌ Nicht zuletzt wirken auch Antidepressiva und Neuroleptika angstreduzierend.

▌ Neuroleptika (Antipsychotika)

Neuroleptika sind eine heterogene Gruppe von Pharmaka, denen eine antipsychotische Wirkung gemeinsam ist, die aber je nach Wirkungsweise sehr unterschiedliche Nebenwirkungsschwerpunkte aufweisen.

Auch Neuroleptika können nach unterschiedlichen Gesichtspunkten eingeteilt werden, nach ihrer chemischen Struktur, ihrer antipsychotischen Potenz, ihrer „Atypizität".

Einteilung nach der chemischen Struktur

▌ Trizyklische Neuroleptika
  – Phenothiazinderivate, nach unterschiedlichen Seitenketten weiter differenziert
  – Thioxanthenderivate, ebenfalls mit unterschiedlichen Seitenketten

▮ Dibenzoepine (z. B. Clozapin)
▮ Butyrophenone (z. B. Haloperidol)
▮ Diphenylbutylpiperidine (z. B. Fluspirilen, Pimozid)
▮ Benzamide (z. B. Sulpirid, Amisulprid)
▮ Andere Substanzen (z. B. Risperidon, Olanzapin, Sertindol, Quetiapin)

Einteilung nach der antipsychotischen Potenz
▮ Hochpotente Neuroleptika
▮ Mittelpotente Neuroleptika
▮ Niedrigpotente Neuroleptika

Man versteht unter diesem sehr unscharfen Begriff das Potenzial eines Neuroleptikums dosisabhängig produktiv psychotische Symptome (z. B. Wahn, Halluzinationen) zu beeinflussen bzw. seine Fähigkeit, Dopamin-D_2-artige Rezeptoren zu blockieren. Generell wird gesagt, dass hochpotente Neuroleptika stark antipsychotisch und nur schwach sedierend wirken, dabei ausgeprägte extrapyramidalmotorische (EPM) und nur wenig anticholinerge vegetative Nebenwirkungen zeigen. Dahingegen sind niedrigpotente Neuroleptika weniger antipsychotisch und stärker sedierend, man sagt ihnen weniger EPMS, dafür aber vermehrt anticholinerge Nebenwirkungen nach.

Da sich jedoch diese Einteilungen für Clozapin und die anderen neueren Neuroleptika nicht bewährt hat, gibt es auch eine Einteilung nach Atypizität.

Einteilung nach „Atypizität". Dabei heißt atypisches Neuroleptikum im engeren Sinn ein Neuroleptikum ohne extrapyramidalmotorische (EPMS) Nebenwirkungen. Dazu zählt eigentlich nur Clozapin.

Atypische Neuroleptika im weiteren Sinn sind Neuroleptika, denen weniger EPMS nachgesagt werden als den klassischen Neuroleptika, bzw. Neuroleptika mit angeblich besserer Wirksamkeit bei Negativsymptomatik (und Therapieresistenz). Dazu werden die neueren Neuroleptika gerechnet wie Olanzapin, Quetiapin, Amisulprid, Sulpirid, Zotepin, Risperidon.

Neuroleptika verursachen eine Reihe von Nebenwirkungen, die ihrem Einsatz speziell in der Therapie der Angststörungen enge Grenzen setzen. Als wichtigste Nebenwirkungen gelten:

Extrapyramidalmotorische Nebenwirkungen (EPMS)
▌ Frühdyskinesien: z. B. Gesichtsspasmen, Zungen-, Schlund- oder Blickkrämpfe. Nach Stunden bis Tagen auftretend, auch bei plötzlicher Dosiserhöhung oder -reduktion. Hauptsächlich bei hochpotenten Neuroleptika.
▌ Parkinsonoid: Akinese, Rigor, Tremor, Salbengesicht. In der Regel Auftreten nach 1–2wöchiger Behandlung, auch bei Reduktion hoher Dosen. Bei hochpotenten Neuroleptika häufiger.
▌ Akathisie: Innere Spannung, Bewegungs- und Sitzunruhe, oft verkannt als Verschlechterung der Grunderkrankung. Tritt meist nach 1–2wöchiger Therapie auf. Häufiger bei hochpotenten Neuroleptika.
▌ Spätdyskinesien: Hyperkinetische Dauersyndrome mit orofazialen, Rumpf- und/oder Extremitätenhyperkinesien, gelegentlichen respiratorischen Dyskinesien. Auftreten nach Langzeitbehandlung v. a. mit hochpotenten Neuroleptika in 15–20% der Fälle. Irreversibel in ca. 50% der Fälle.
▌ Malignes neuroleptisches Syndrom: EPMS, wechselnde Bewusstseinslage, öfters Stupor, hohes Fieber, vegetative Funktionsstörungen, CK-Erhöhung und andere Laborwertveränderungen. Sehr selten (Inzidenz 0,07–0,5%), aber 20% der Fälle enden tödlich! Meist (aber nicht nur) Auftreten in den ersten 10 Behandlungstagen.

Andere Nebenwirkungen
▌ Vegetative Syndrome, meist anticholinerge Nebenwirkungen
▌ Blutbildveränderungen
▌ Endokrine Nebenwirkungen (v.a. Anstieg der Prolaktinsekretion)
▌ EKG-Veränderungen
▌ Zerebrale Krampfanfälle
▌ Gewichtszunahme

▮ Psychotherapie

Unter Psychotherapie versteht man einen interaktionellen Prozess zwischen zwei oder mehr Menschen zur Beeinflussung von Wahrnehmung, Denken, Fühlen und Handeln. Damit sollen Verhaltensweisen und Leidenszustände durch Kommunikation verändert werden. Sie kann mittels lehrbarer verbaler oder averbaler Techniken der Psychologie beim Patienten Veränderungen in Richtung auf ein definiertes, nach Möglichkeit gemeinsam erarbeitetes Ziel bewirken. Solche Ziele sind zum Beispiel Besserung von Krankheitssymptomen oder Strukturierung der Persönlichkeit.

Im 20. Jahrhundert entstanden viele verschiedene Psychotherapierichtungen und Schulen, die sich in der Vergangenheit scharf gegeneinander abzugrenzen versuchten. In den letzten Jahren kann jedoch beobachtet werden, dass die einzelnen Richtungen immer mehr aufeinander zugehen. Es hat sich gezeigt, dass es nicht die eine richtige Therapieform gibt, sondern dass die Wahl des Verfahrens von der Form der zu behandelnden psychischen Störung abhängt. Auch ist die Kombination von Psychopharmakotherapie und Psychotherapie mittlerweile Standard.

Die Psychotherapieforschung hat gezeigt, dass der Erfolg einer Psychotherapie von vielen Randbedingungen abhängt wie

▮ der Güte und Tragfähigkeit der Beziehung zwischen Therapeut und Patient. Der Therapeut muss glaub- und vertrauenswürdig sein. Der Patient muss das Gefühl haben, angenommen und ernst genommen zu werden und dass seinem Problem Interesse entgegengebracht wird.

▮ der Offenheit, Motivation und engagierten Mitarbeit des Patienten.

▮ der Mobilisierung von Hoffnung beim Patienten. Der Therapeut muss dem Patienten klarmachen, dass die Erkrankung behandelbar ist und dass er die über Methoden und Erfahrungen verfügt, um die Erkrankung zu behandeln. Dabei dürfen keine falschen und unrealistischen Hoffnungen über „Heilung" der Erkrankung geweckt werden.

▮ Der Therapeut muss selbst überzeugt sein, dass er dem Patienten bei dem vorliegenden Problem helfen kann.

▮ der vorsichtigen Konfrontation mit dem Problem. Der Therapeut soll vermeiden „um den heißen Brei herumzureden".

▮ der Aufklärung über Ursachen und Verlauf der Erkrankung. Falls die Ursachen nicht klar sind, soll dies auch mitgeteilt werden. Dem Patienten soll ein schlüssiges und verständliches Erklärungsmodell für das vorliegende Problem mitgeteilt werden.

▮ der gemeinsamen Suche nach konstruktiven Problemlösungen.

Man unterscheidet in der Psychotherapie der Angststörungen im Wesentlichen zwei „Richtungen".

▮ *Verhaltenstherapie.* Auf dem Boden der Verhaltenspsychologie: Über lerntheoretische Verfahren werden alte erlernte Fehlverhaltensweisen durch neue therapeutisch induzierte Lernprozesse korrigiert.

▮ *Tiefenpsychologisch/psychoanalytisch begründete Therapie.* Auf der Grundlage der Tiefenpsychologie: Mit Hilfe der Konzepte der Übertragung und Gegenübertragung, der Ich-Psychologie und der Objektbeziehungstheorie soll die Beziehungsfähigkeit des Patienten gefördert werden, defizitäre Ich-Strukturen, mangelnde Frustrationstoleranz oder unangemessene Abwehrmechanismen sollen stabilisiert werden, indem der Therapeut stellvertretend für den Patienten über weite Strecken relevante Ich-Funktionen übernimmt. Ursprungsform ist die klassische Psychoanalyse nach S. Freud, die nicht zuletzt wegen der langen Dauer und dem fehlenden Wirksamkeitsnachweis zugunsten modifizierter tiefenpsychologischer oder psychodynamischer Therapieformen nur noch wenig Bedeutung hat.

Da diese Form der Psychotherapie für die Behandlung von Angststörungen keine große Bedeutung hat, soll hier auch nicht näher darauf eingegangen werden.

▮ *Sonderformen*: suggestive und übende (Entspannungs-)verfahren, Körperpsychotherapie.

▮ Verhaltenstherapie

Verhaltenstherapie ist problem-, ziel- und aktionsorientiert. Das heißt, das Ziel bestimmt den Inhalt der Therapie. Sie setzt am aktuellen Problem an, der Patient macht mit Hilfe des Therapeuten eine Verhaltens- und Problemanalyse, z. B. durch Protokolle, in denen das Auftreten des Symptoms, die dazugehörige Situation, der zeitliche Ablauf, alle dazugehörigen körperlichen Symptome, begleitende Gedanken usw. fixiert werden. Der Patient erprobt aktiv neue Verhaltensweisen und übt neue Verhaltensstrategien ein, die auf seinen Alltag verallgemeinert werden. Dazu muss der Patient die Erklärungsmodelle und die Aspekte dieses therapeutischen Vorgehens kennen und verstehen, sodass er lernen kann, im Sinne einer Hilfe zur Selbsthilfe diese Vorgehensweisen auch auf weitere/zukünftige Probleme anzuwenden.

Im Rahmen der Verhaltenstherapie bei Angststörungen werden z. B. die folgende Verfahren häufig eingesetzt:

▮ **Reizkonfrontationsverfahren.** Diesen Verfahren ist gemeinsam, dass der Patient seinem angstauslösenden Reiz ausgesetzt wird und die Erfahrung machen soll, dass die von ihm erwarteten katastrophalen Konsequenzen ausbleiben.

▮ **Systematische Desensibilisierung.** Der Patient stellt eine Hierarchie angstauslösender Reize auf. Er lernt Entspannungstechniken. Dann wird der tiefenentspannte Patient schrittweise mit den angstauslösenden Objekten/Situationen konfrontiert, erst in der Vorstellung, dann in der Realität, wobei man bei den am Wenigsten angstauslösenden Reizen beginnt und das Vorgehen mit jeweils stärker angstauslösenden Reizen wiederholt.

▮ **Reizüberflutung (Flooding).** Dabei handelt es sich um eine massierte Form der Exposition. Der Patient wird schon am Anfang der Übungsbehandlung durch in der Angsthierarchie hoch stehende Auslösesituationen starken bis maximalen Ängsten ausgesetzt (Panik). Entspannungsverfahren werden nicht vermittelt. Der Patient soll dabei lernen, dass selbst bei intensivster Angst und Panik die Angst wieder abklingt, wenn er in der Situation verbleibt.

∎ **Habituation.** Im Wesentlichen wie bei der systematischen Desensibilisierung, aber ohne Entspannungstechniken. Der Patient lernt in kleineren Schritten als beim Flooding, dass durch Verbleib in der angstauslösenden Situation die Angst allmählich wieder abklingt. Dabei werden die Überprüfung der Phantasien an der Realität und ein verändertes Umgehen mit den eigenen körperlichen und emotionalen Signalen angestrebt.

∎ Kognitive Therapie

Ziel dieser Therapieform ist es, allgemeine und störungsspezifisch inadäquate Kognitionen zu erkennen, auf ihre Angemessenheit hin zu untersuchen und durch adäquatere Rekognitionen zu ersetzen.

Das heißt, der Patient lernt dysfunktionale Kognitionen zu erkennen, z. B. der Gedanke an einem Herzinfarkt zu sterben, wenn er Herzklopfen spürt, oder in Ohnmacht zu fallen, wenn ihm schwindlig ist. Der Überzeugungsgrad dieser dysfunktionalen Gedanken wird in Prozent in einem Tagebuch eingeschätzt, immer im Vergleich zwischen Gedanken in der angstbesetzten Situation und Gedanken zum Thema in „normaler" Zeit. Dadurch soll der Patient die situationsbedingte Verzerrung der Wahrnehmung erkennen.

In der Phase der „Reattributation" soll er lernen, dysfunktionale Kognitionen durch adäquatere Einschätzungen zu ersetzen, dabei wiederholte pathologische Denkmuster erkennen und korrigieren. Pathologische Denkmuster sind z. B. Übergeneralisierung, willkürliches Schlussfolgern, Alles-oder-Nichts-Denken. Durch Entkatastrophierung und Relativierung der Bedrohlichkeit soll eine Reduktion der Angst herbeigeführt werden. Dabei ist es wichtig, dass der Patient durch „geleitetes Entdecken" seine dysfunktionalen Gedanken hinterfragen und rationale Alternativen finden soll.

▮ Entspannungsverfahren

Entspannungsverfahren sind Methoden, die z.B. über Berührung, aktive oder passive Bewegung o.ä. Körperempfindungen wahrnehmen lassen oder Körperempfindungen und -vorgänge beeinflussen, ohne dass die psychische Problematik besprochen werden muss.

▮ **Progressive Muskelrelaxation nach Jacobsen** (ca. 1930). Nach willkürlicher maximaler Anspannung einzelner Muskelgruppen für einige Sekunden folgt jeweils deren willkürliche Entspannung. Dient vor allem als vorbereitende Entspannungsübung vor weiteren VT-Sitzungen. Vorteil: Leicht erlernbar.

▮ **Autogenes Training nach J.H. Schulz** (ca. 1926). Systematisierte Konzentrationsübungen im Sinne einer autohypnotischen Körperselbstbeeinflussung mit dem Ziel der Ruhe und Entspannung. Bei ausdauerndem Üben können unwillkürliche Körperfunktionen beeinflusst werden und eine Stabilisierung des vegetativen Nervensystems erreicht werden. Erfordert langes und regelmäßiges Üben.

8.2 Spezifische Therapien

F 40.0		**Agoraphobie mit oder ohne Panikstörung**
Pharmaka	Antidepressiva	Trizyklische Antidepressiva wie Amitriptylin, Clomipramin, Doxepin, Imipramin, Desipramin, Nortriptylin, u.a.
		Andere Antidepressiva wie Nefazodon, Mirtazapin, Venlafaxin;
		SSRI wie Citalopram, Fluoxetin, Fluvoxamin, Paroxetin, Sertralin u.a.
		MAO-Hemmer wie (Phenelzine), Tranylcypromin, Moclobemid
	Benzodiazepine	Alprazolam, Clonazepam, Lorazepam, u.a.
	Neuroleptika	Depot-Neuroleptika
	Andere	Carbamazepin, Valproinsäure, Gabapentin, Inositol, Verapamil, u.a.

Psycho-therapie	Verhaltens-therapie	Expositionsverfahren
		Kognitive Verfahren
		Entspannungsverfahren

F 40.1   **Soziale Phobie**

Pharmaka	Antidepressiva	SSRI wie Citalopram, Fluoxetin, Fluvoxamin, Paroxetin, Sertralin u.a.
		Andere Antidepressiva wie Venlafaxin
		MAO-Hemmer wie Moclobemid, Tranylcypromin
	Benzodiazepine	Alprazolam, Clonazepam, Lorazepam, u.a.
	Betablocker	Propranolol, Atenolol u.a.
Psycho-therapie	Verhaltens-therapie	Expositionsverfahren
		Kognitive Verfahren
		Vermittlung interaktioneller Basiskompetenzen
		Förderung sozialer Kompetenzen

F 40.2   **Spezifische Phobien**

Pharmaka	Antidepressiva	SSRI wie Citalopram, Fluoxetin, Fluvoxamin, Paroxetin, Sertralin u.a.
		Andere Antidepressiva wie Venlafaxin
		MAO-Hemmer wie Moclobemid, Tranylcypromin
	Benzodiazepine	Alprazolam, Clonazepam, Lorazepam, u.a.
	Betablocker	Propranolol, Atenolol u.a.
Psycho-therapie	Verhaltens-therapie	Expositionsverfahren

F 41.0   **Panikstörung**

Pharmaka	Antidepressiva	Trizyklische Antidepressiva wie Amitriptylin, Clomipramin, Doxepin, Imipramin, Desipramin, Nortriptylin, u.a.
		Andere Antidepressiva wie Nefazodon, Venlafaxin; SSRI wie Citalopram, Fluoxetin, Fluvoxamin, Paroxetin, Sertralin u.a.
		MAO-Hemmer wie (Phenelzine), Tranylcypromin, Moclobemid
	Benzodiazepine	Alprazolam, Clonazepam, Lorazepam, u.a.
	Neuroleptika	Depot-Neuroleptika (nicht empfehlenswert)
	Andere	Carbamazepin, Valproinsäure, Gabapentin, Inositol, Verapamil, u.a.

Psycho- therapie	Verhaltens- therapie	Expositionsverfahren Kognitive Verfahren Entspannungsverfahren

F 41.1		**Generalisierte Angststörung**
Pharmaka	Antidepressiva	Trizyklische Antidepressiva wie Amitriptylin, Clomipramin, Doxepin, Imipramin, Desipramin, Nortriptylin, u.a. Andere Antidepressiva wie Nefazodon, Venlafaxin SSRI wie Citalopram, Fluoxetin, Fluvoxamin, Paroxetin, Sertralin u.a. MAO-Hemmer wie (Phenelzine), Tranylcypromin, Moclobemid
	nichtsedierende Anxiolytika	5-HT$_{1a}$-Agonisten wie Buspiron
	Benzodiazepine	Alprazolam, Clonazepam, Lorazepam, u.a.
Psycho- therapie	Verhaltens- therapie	Kognitive Verfahren Entspannungsverfahren

▌ Agoraphobie und Panikstörung

Seit die Panikstörung und die Agoraphobie als Diagnose im DSM-III-Manual kodiert wurden, gibt es eine Fülle von Untersuchungen zu fast allen Aspekten dieser Störung. Dadurch hat nicht nur die diagnostische Sicherheit, sondern auch das Wissen um effektivere und spezifischere Therapiemöglichkeiten zugenommen.

Die Panikstörung ist gekennzeichnet durch wiederkehrende schwere Angstattacken, die sich nicht auf spezifische Situationen beschränken und daher auch nicht vorhersehbar sind. Die Symptome variieren, typisch sind ein plötzlicher Beginn mit Herzklopfen, Brustschmerz, Gefühl der Atemnot, Schwindel. Die Angstattacken dauern meist nur einige Minuten, manchmal auch länger, und führen meist dazu, dass der Patient die Situation fluchtartig verlässt. Einer Panikattacke folgt meist die ständige Furcht vor einer erneuten Attacke.

Der Terminus Agoraphobie beschreibt mehr als nur die Angst vor offenen Plätzen, sondern eher eine sich häufig überschneidende Gruppe von Phobien, mit der Angst das Haus zu verlassen, sich in eine Menschenmenge oder auf öffentliche Plätze zu begeben, in Zügen, U-Bahnen und Flugzeugen zu reisen, kurz gefasst Angst vor (und Vermeidung aller) Situationen, denen das Fehlen eines sofort nutzbaren „Fluchtweges" gemein ist. Trotz fluktuierendem Schweregrad der Angst und des Ausmaßes des Vermeidungsverhaltens ist die Agoraphobie eine besonders einschränkende Form der Angststörung, sie beginnt meist im frühen Erwachsenenalter und verläuft ohne effektive Behandlung häufig chronisch.

Die Syndrome der Agoraphobie und der Panikstörung zeigen so viele Überschneidungen, dass eine getrennte Untersuchung der Therapien für diese Erkrankungen willkürlich gewesen wäre. Vor allem in Studien vor der Einführung des DSM-III wurde keine diagnostische Unterscheidung vorgenommen. Auch heute gibt es noch kontroverse Diskussionen zur Frage, ob es sich um Agoraphobie mit Panikstörung oder Panikstörung mit Agoraphobie handelt: Man sieht häufig am Beginn einer Erkrankung Panikattacken, die im Verlauf zu agoraphobischem Vermeidungsverhalten und depressiven Symptomen führen. Patienten mit „reiner Panikstörung" ohne Vermeidungsverhalten sind ausgesprochen selten. Daher steht häufig auch der Versuch, die Panikattacken zu unterdrücken, meist im Vordergrund der Behandlung.

Vor allem die Psychopharmakotherapie der beiden Störungen unterscheidet sich nicht, in den meisten Therapiestudien sind Patienten mit agoraphobischer Angst, Panikattacken und Vermeidungsverhalten eingeschlossen. Eine willkürliche Trennung der Darstellung der Therapie der Panikstörung und der Agoraphobie erscheint daher nicht sinnvoll, sie sollen deshalb hier auch gemeinsam abgehandelt werden.

▮ **Antidepressiva**

In der Pharmakotherapie der Agoraphobie und Panikstörung stehen Antidepressiva an erster Stelle. Bei schweren Panikstörungen kann bis zum Wirksamkeitseintritt der Antidepressiva eine überlappende Therapie mit Benzodiazepinen erforderlich und sinnvoll sein.

Bereits Anfang der 60er Jahre wurde Imipramin als wirksam bei 70 bis 90 Prozent der Patienten mit Panikstörung (mit und ohne Agoraphobie) erkannt, dies wurde in zahlreichen kontrollierten Studien bestätigt.

Inzwischen weiß man auch, dass die Wirksamkeit des Imipramins unabhängig ist vom Vorhandensein eventueller depressiver Symptome. Man beginnt einschleichend, z. B. mit 10 mg pro Tag, und steigert die Dosis langsam, nach klinischer Notwendigkeit. Üblicherweise wird eine Tagesdosis von 100 bis 150 mg benötigt. Eine lineare Beziehung zwischen Dosis und Erfolg besteht nicht, Dosierungen bis zu 400 mg pro Tag können benötigt werden, um eine ausreichende Wirkung zu gewährleisten. Eine solche Dosis trizyklischer Antidepressiva erfordert eine gute Überwachung des Patienten, v. a. bezüglich des Auftretens anticholinerger Nebenwirkungen.

Für Imipramin liegen die umfangreichsten Untersuchungen vor, was nicht heißen soll, dass andere Trizyklika nicht auch effektiv sein können. Umfangreiche Studien gibt es auch zu Clomipramin, das aus diesem Grund auch als Alternativpräparat zu Imipramin gilt, eine Reihe von Untersuchungen und Berichten gibt es auch zu Desipramin, Nortriptylin, Amitriptylin und Doxepin. Studien mit Maprotilin und Trazodon lassen vermuten, dass diese weniger wirksam sind als Desipramin.

Allen trizyklischen Antidepressiva gemeinsam ist, dass man zu Beginn der Therapie sehr langsam einschleichend dosieren sollte (zum Beispiel Beginn mit 10 mg, zunächst Steigerung alle paar Tage um 10 mg, später alle paar Tage um 25 mg bis auf die Zieldosis), da es bei fast einem Drittel der Patienten zu einer vorübergehenden, einige Tage bis wenige Wochen anhaltenden Verstärkung der Symptomatik kommen kann, was die

Compliance der Patienten erheblich beeinträchtigt. Die Wirkung der Medikation tritt meist erst nach einer zwei- bis sechswöchigen Therapie ein. In der Regel kann nicht immer ein völliges Ausbleiben der Panikattacken erreicht werden. Da die wenigen Untersuchungen, die zur Langzeittherapie der Panikstörung gemacht wurden, darauf hinweisen, dass es nach Absetzen der Medikation bei einem hohen Prozentsatz der Patienten zu baldigen Rückfällen kommt, wird allgemein empfohlen, bei ansprechender Behandlung die Medikation über mindestens ein halbes Jahr bis eineinhalb Jahre weiterzuführen. Danach kann ein Ausschleichversuch über mehrere Wochen bis Monate unternommen werden.

Auch SSRI (z. B. Citapolpram, Fluvoxamin, Fuoxetin, Paroxetin) und andere Antidepressiva (Venlafaxin, Nefazodon) haben in Studien eine antipanische Wirkung gezeigt mit Reduktion der Angstattacken und des Vermeidungsverhaltens. Da die neueren Antidepressiva gemeinhin als besser verträglich als die Trizyklika gelten, stellen sie durchaus eine Alternative dar. Auch bei der Therapie der Panikstörung mit SSRI gilt, langsam einschleichend zu dosieren, da es hier anfänglich häufig zu Unruhe, Angstzuständen, Erregung und in der Folge zu Therapieabbrüchen kommen kann. Auch beim Einsatz der neueren Antidepressiva ist der Patient über die Wirklatenz von bis zu sechs Wochen aufzuklären.

Der in Deutschland nicht zugelassene irreversible MAO-Hemmer Phenelzine zeigte sich in mehreren Studien zur Behandlung der Agoraphobie dem Imipramin zum Teil überlegen. In den Studien mit dem auch in Deutschland erhältlichen irreversiblen MAO-Hemmer Tranylcypromin erwies sich dieser als gleich wirksam wie Clomipramin und Alprazolam bei der Behandlung der Panikstörung. Erfahrungsgemäß werden 20 mg als wirksame Dosis angesehen, unter Umständen kann auch eine Therapie mit bis zu 80 mg pro Tag notwendig werden.

Auch beim Einsatz von Tranylcypromin sollte die Dosissteigerung sehr langsam erfolgen, wenngleich die Exzitationsphänomene, die man bei Beginn der Behandlung mit den Trizyklika kennt, hier seltener auftreten sollen. Es gibt Hinweise darauf, dass Patienten, die auf trizyklische Antidepressiva keinen ausreichenden Therapieerfolg zeigten, vom Umstellen der Medikation auf einen irreversiblen MAO-Hemmer profitieren.

Nicht unterschätzen darf man die Nachteile und Einschränkungen, die mit der Therapie mit irreversiblen MAO-Hemmern
verbunden sind: Da Diätfehler lebensbedrohliche hypertensive
Krisen zur Folge haben können, Überdosierungen lebensbedrohlich werden können, es erhebliche Einschränkungen bei Komedikation oder Umstellung auf andere Präparate gibt (Vorsicht: Zentrales Serotoninsyndrom!), sollte die Indikation streng gestellt
werden. Auch beim Einsatz von Tranylcypromin sollte, vor
endgültiger Beurteilung der Wirksamkeit, ein Therapieversuch
über mindestens acht bis zwölf Wochen fortgesetzt werden.

Die bei Agoraphobie und Panikstörung noch spärlichen Untersuchungen zum reversiblen MAO-Hemmer Moclobemid, bei
dem die meisten dieser Nachteile nicht oder nur in abgeschwächter Form auftreten, sichern dessen Wirksamkeit noch
nicht ausreichend.

▌ Benzodiazepine

Der Einsatz der Benzodiazepine in der Behandlung der Panikstörung und Agoraphobie war wegen der Bedenken bezüglich
des Suchtpotenzials, der Sedierung und kognitiver Einbußen
immer eingeschränkt. Trotzdem haben sich Benzodiazepine als
wirksame Medikamente in der Therapie der Panikstörung erwiesen, mit guter anxiolytischer Wirkung, schnellem Ansprechen und geringer Toxizität.

Das meistuntersuchte Benzodiazepin in der Therapie der Panikstörung ist das Alprazolam, dem neben der anxiolytischen
Wirkung auch eine Reduzierung des Vermeidungsverhaltens
nachgesagt wird. Studien belegen eine signifikante Überlegenheit gegenüber Placebo und eine dem Imipramin vergleichbare
Wirkung bei der Panikerkrankung.

Aufgrund des besseren Nebenwirkungsprofils und des
schnelleren Wirkungseintritts ist die Compliance höher als bei
Imipramin. Alprazolam wird in einer Anfangsdosierung von bis

zu 4-mal 0,5 mg pro Tag gegeben und kann auf eine maximale Tagesdosis von 10 mg aufdosiert werden, wenngleich die durchschnittlich notwendige Tagesdosis bei 4 bis 6 mg liegt.

Berichte über Clonazepam und Lorazepam belegen eine ähnlich gute Wirksamkeit.

Hinlänglich bekannt ist das Problem einer längerdauernden Medikation mit Benzodiazepinen, wenngleich es auch ernstzunehmende Daten gibt, die darauf hinweisen, dass es Panik-Patienten gibt, die keine Abhängigkeit entwickeln. Diesbezüglich sicherer ist man jedoch, wenn man den Einsatz der Benzodiazepine auf den Anfang einer Therapie beschränkt, sozusagen als Überbrückungsmedikation, bis die alternative Therapie greift. Danach sollen die Benzodiazepine langsam und in kleinen Schritten ausgeschlichen werden.

▌ Andere Pharmaka

Auch andere Stoffgruppen wurden in ihrer Wirksamkeit bei Panikstörung und Agoraphobie untersucht:

Betablocker, Buspiron, Clonidin erwiesen sich als nicht wirksam.

Niedrigdosierte Neuroleptika zeigen kasuistisch zwar eine gewisse Wirksamkeit, angesichts der Gefahr extrapyramidalmotorischer Nebenwirkungen und dem Risiko der Spätdyskinesien bei längerer Anwendung sollte ihr Einsatz allerdings sehr restriktiv gehandhabt werden.

Es gibt Berichte, dass Carbamazepin, Valproat und Gabapentin bei Panikstörung wirksam sein können. Auch Inositol und der Calciumkanalblocker Verapamil sollen antipanische Wirkung gezeigt haben.

Spricht eine Medikamentenklasse nicht ausreichend an, sollte die Medikamentenklasse gewechselt oder eine Kombination aus verschiedenen Medikamenten eingesetzt werden. Dabei müssen die jeweiligen Wechselwirkungen streng beachtet werden.

Ist eine Pharmakotherapie erfolgreich, empfiehlt es sich, die Behandlung generell acht bis zwölf Monate fortzusetzen. Da die bisherigen Daten davon ausgehen, dass die Panikstörung eine chronische, meist lebenslange Erkrankung ist, müssen Rückfälle befürchtet werden, wenn die Therapie ausgesetzt wird. Studien berichten von einer Häufigkeit von 30 bis 90% im Wiederauftreten der Symptome nach Absetzen der Medikation. Nicht zuletzt in diesem Kontext wird der (zusätzliche) Einsatz der Psychotherapie diskutiert.

▌ Psychotherapie

Studien zur verhaltenstherapeutischen Behandlung der Agoraphobie gehören im Bereich der Psychotherapieforschung zu den häufigsten und bestdokumentierten Studien. Besonders Expositionsverfahren haben sich bei 60–70% der Patienten mit Agoraphobie und Panikstörung als wirksam gezeigt und gelten daher im Rahmen der psychotherapeutischen Intervention bei Panikstörung als Mittel der Wahl.

Zum Einsatz kommen meist Expositionsverfahren in vivo, in denen der Patient graduell ansteigend dem gefürchteten Stimulus ausgesetzt wird. Hat man sich früher meist auf externe Stimuli beschränkt, werden inzwischen auch „interne Befürchtungen" angegangen wie Tachypnoe und die Angst vor einer Panikattacke.

Gestützt werden diese Verfahren durch kognitive Reattributierung und psychoedukative Elemente. Dazu gehören zum Beispiel die Vermittlung von Informationen über Panikattacken und Panikstörung und Instruktionen über den Umgang mit falschen Annahmen und daraus resultierenden Befürchtungen. Patienten neigen oft dazu, schon milde Körperempfindungen als drohende Panikattacke, Ohnmachts- oder Todesvorzeichen fehlzudeuten. Sie lernen in der Therapie durch „Aufklärung" und Erfahrung am eigenen Leib, dass Panikattacken, wenn sie denn auftreten, zeitlich begrenzt und nicht lebensbedrohlich sind.

Durch Entspannungsverfahren sollen die Patienten lernen, auf ihr Anspannungs- und Ängstlichkeitsniveau zu achten und Techniken anzuwenden, die ihnen im Fall einer Panikattacke helfen. In diesem Kontext ist auch das Atemtraining zu sehen: Da die in Panikattacken häufig auftretende Hyperventilation mit hoher Wahrscheinlichkeit der Grund für das Schwindel- und Ohnmachtsgefühl ist, sollen Patienten Techniken erlernen, der Hyperventilation entgegen zu steuern.

Einige Studien belegen eine Überlegenheit der verhaltenstherapeutischen Methoden gegenüber medikamentösen Therapien in der Behandlung der Panikstörung und Agoraphobie, andere wiederum das Gegenteil. Etliche Studien gehen von einer Überlegenheit einer Kombination von Psychotherapie und Medikation gegenüber jedem der Einzelverfahren aus. Eine Reihe von Langzeituntersuchungen zeigen bei Patienten nach erfolgreicher Expositionstherapie und kognitiver Therapie eine stabile Remission, in manchen Studien bis zu zehn Jahren.

Zusammenfassend kann man sagen, dass sowohl Psychopharmakotherapie als auch Verhaltenstherapie eine wirksame und effektive Behandlung der Panikstörung und Agoraphobie darstellen, bei einigen Patienten zeigt die kombinierte Anwendung bessere Ergebnisse als die jeweilige Monotherapie. Um Langzeiterfolge zu erzielen, scheint eine längerfristige Therapie notwendig.

▌ Soziale Phobie

Die soziale Phobie ist eine Untergruppe der phobischen Störungen. Pathognomisch ist eine an spezielle Situationen oder Objekte gebundene Angst, die neben starken vegetativen Begleitsymptomen ein deutliches Vermeidungsverhalten nach sich zieht. Angstbesetzt sind soziale Situationen, die im weitesten Sinne Prüfungssituationen darstellen, deutliche Furcht davor, im Zentrum der Aufmerksamkeit zu stehen oder sich peinlich oder erniedrigend zu verhalten. Die Angst kann sich auf bestimmte soziale Situationen beschränken oder auch in fast allen Bereichen außerhalb des Familien- (Freundes-) kreises auftreten (z. B. Redeangst, Angst in der Öffentlichkeit zu essen, zu trinken, Bekannte zu treffen und vieles mehr). Die Erkrankung tritt meist in der Adoleszenz auf und kann die Betroffenen sozial und beruflich erheblich einschränken.

Die pharmakologischen Möglichkeiten der Behandlung der sozialen Phobie wurden erst in den letzten Jahren untersucht. Am häufigsten untersucht wurde der Effekt von Betablockern, wohingegen Antidepressiva und Benzodiazepine, gerade im Vergleich zur Agoraphobie und Panikstörung, recht selten untersucht wurden.

▎ Antidepressiva

Der reversible selektive Monoaminooxidase-A-Hemmer Moclobemid zeigte in placebokontrollierten Studien eine höhere Wirksamkeit als Placebo. Wenn keine Kontraindikationen bestehen, könnte man z. B. Moclobemid langsam aufdosieren in einen Zielbereich über 600 mg pro Tag und diesen Therapieversuch über mindestens sechs (bis zu acht bis zwölf) Wochen fortführen.

In Verlaufsstudien zeigten sich vor allem auch irreversible MAO-Hemmer wirksam (Phenelzine, Tranylcypromin). Nebenwirkungen wie Schläfrigkeit, Unruhe, orthostatische Hypotension kommen vor. Auch Tranylcypromin sollte sehr langsam aufdosiert werden, natürlich unter strenger Beachtung der unbedingt notwendigen tyraminfreien Diät. Da es bei Diätfehlern zu lebensbedrohlichen Hochdruckkrisen beim Patienten (und beim Arzt) kommen kann, wird die Notwendigkeit der Diät die Bereitschaft, Tranylcypromin einzusetzen, sicherlich bremsen und den Einsatz auf Patienten mit hoher Compliance, hohem Leidensdruck und bisherigen frustranen Therapieversuchen beschränken, obwohl irreversible MAO-Hemmer in Studien eine hohe Wirksamkeit gezeigt haben.

Der wesentliche Vorteil beim Einsatz von Moclobemid ist sicherlich, dass er keine Diät erfordert.

Es gibt Hinweise, dass auch SSRI eine Alternative in der Therapie der sozialen Phobie darstellen können. Untersuchungen mit Fluvoxamin und Fluoxetin zeigten eine Überlegenheit gegenüber Placebo, weitere kontrollierte Studien sind jedoch zur Variierung nötig. Ein großer Vorteil der SSRI ist ihre unproblematische Anwendung im täglichen Gebrauch. Auch SSRI sollten jedoch langsam aufdosiert werden auf eine auch in der Depressionsbehandlung übliche bzw. auch höhere Dosis, zum Beispiel Paroxetin 20 bis 50 mg pro Tag. Es empfiehlt sich, langsam aufzudosieren, eine schnelle Wirkung ist nicht zu erwarten, die Wirklatenzen liegen wie bei der Behandlung der Depression bei zwei bis vier Wochen, manchmal länger.

Trizyklische Antidepressiva (Imipramin, Clomipramin) waren bei Patienten mit sozialer Phobie nur wenig bis gar nicht wirksam.

Für Buspiron liegen Studien mit widersprüchlichen Ergebnissen vor, eine Anwendung bei der sozialen Phobie kann bisher nicht generell empfohlen werden.

▌ Benzodiazepine

Benzodiazepine sind wirksame Medikamente in der Behandlung der sozialen Phobie. Untersucht wurden vor allem Alprazolam und Clonazepam, die in mehreren Studien eine Reduktion von sozialen Ängsten und des Vermeidungsverhaltens zeigten. Trotzdem sollte der Einsatz von Benzodiazepinen gerade vor dem Hintergrund der Suchtproblematik kritisch geprüft werden.

▌ Andere Pharmaka

Am häufigsten verordnet in der Behandlung der sozialen Phobie sind Betablocker. Ihr Einsatz bietet sich vor allem an bei umschriebenen Ängsten, zum Beispiel vor Prüfungen oder bei Künstlern wegen Auftrittsängsten, nicht zuletzt weil sie den Vorteil haben, keine wesentliche Sedierung zu bewirken. Am häufigsten kommen dabei zum Einsatz Propranolol in einer Dosierung von 20 bis 40 mg pro Tag oder Atenolol 50 bis 100 mg morgens bzw. eine Stunde vor der „Prüfungssituation". Betablocker zeigen sich effektiv in der Kupierung der regelhaft auftretenden vegetativen Beschwerden wie Zittern oder Tachykardie und wirken wohl über diesen peripheren Effekt angstreduzierend, denn sie überschreiten nicht die Blut-Hirn-Schranke.

Zu bedenken bei der Wahl der medikamentösen Therapie der sozialen Phobie ist immer eine mögliche Komorbidität, vor allem mit einer depressiven Störung. Unklar ist weiterhin die Frage, wie lange eine medikamentöse Therapie fortgeführt werden soll, bisherige Untersuchungen weisen darauf hin, dass die Symptome nach Absetzen der Behandlung rasch erneut auftreten.

Psychotherapie

Basierend auf der Überlegung, dass Selbstsicherheit, Durchsetzungsvermögen und assertives Verhalten der sozialen Angst und Gehemmtheit entgegenwirken, haben sich in der psychotherapeutischen Behandlung der sozialen Phobie komplexe Programme mit unterschiedlichen Behandlungselementen durchgesetzt. Ziel der Behandlung ist die Vermittlung interaktioneller Basiskompetenzen zum Beispiel durch Aufbau selbstsicheren und vor allem sozial angemessenen Verhaltens. Das kann anhand von Instruktionen, Lernen am Modell, Verhaltensübungen z. B. im Rollenspiel oder Übungen in vivo, mit operanten Verstärkermethoden und über Feedback von Therapeut und Gruppenmitgliedern oder auch Feedback durch Videoaufzeichnungen eingeübt werden.

Neben der Änderung des sichtbaren Verhaltens ist auch die Auseinandersetzung mit kognitiven und emotionalen Verhaltensaspekten wichtig. Dabei lernt der Patient die eigenen Einstellungen und angstfördernden Verarbeitungsmechanismen kennen wie zum Beispiel Perfektionsansprüche, negativ verzerrte Selbstwahrnehmung, negative Erwartungen und Gefühl der eigenen Unzulänglichkeit. Mit Methoden der kognitiven Therapie lernt der Patient diese dysfunktionalen Gedanken über die Angst vor der Demütigung, der Verlegenheit und dem Versagen zu verändern. Die Effektivität der Verhaltenstherapie bei der sozialen Phobie wird von einigen Studien belegt.

Einige Studien weisen darauf hin, dass eine Kombination pharmakologischer und psychotherapeutischer Behandlung bessere Ergebnisse erzielt als die jeweils alleinig durchgeführte Therapie, obwohl man dieses Ergebnis nicht auf alle Situationen oder jeden Patienten beziehen kann.

Am wichtigsten ist es sicherlich, die Therapie auf den einzelnen Patienten abzustimmen. Ein Beispiel: Ein Patient mit einer erst seit kurzem bestehenden, leicht ausgeprägten sozialen Phobie kann manchmal schon durch ausführliche Beratung (Psychoedukation) und Anleitung zu Selbsthilfeprogrammen ausreichend profitieren, sodass eine weitere Therapie unter Umständen gar nicht mehr notwendig ist.

Handelt es sich zum Beispiel um eine soziale Phobie, die sich auf recht umschriebene Situationen bezieht, in die der Patient nicht allzu häufig gedrängt wird (zum Beispiel Angst vor einem öffentlichen Auftritt), kann es ausreichen, für die jeweilige Situation eine einmalige Benzodiazepingabe zu erwägen, alternativ könnte ein Betablocker gegeben werden.

Wenn das nicht ausreichend hilft oder es sich um eine stärker ausgeprägte, seit langem bestehende soziale Phobie handelt, die möglicherweise noch mit einer weiteren psychiatrischen Erkrankung einhergeht (z. B. Depression, Suchterkrankung), sollte neben der psychotherapeutischen Intervention schon frühzeitig eine pharmakologische Behandlung erwogen werden. Am schnellsten entlastet wäre der Patient durch die Gabe eines Benzodiazepins (Alprazolam, Lorazepam). Dieses sollte jedoch wegen der Gefahr der Suchtentwicklung möglichst nur kurzzeitig, nicht länger als sechs bis acht Wochen, gegeben werden. Gleichzeitig sollte eine Therapie mit einem Antidepressivum begonnen werden, wenn dieses anschlägt, könnte das Benzodiazepin wieder langsam ausgeschlichen werden.

Was macht man, wenn der erste Therapieversuch nicht greift? Letztlich gibt es keine schlüssigen Studien, die eine sichere Empfehlung geben können, welche Medikamente in welcher Reihenfolge eingesetzt werden sollen, oder welche Medikamentenwechsel in welcher Reihenfolge durchgeführt werden sollen. Man wird also bei Nichtansprechen einer Medikation auf ein anderes Präparat umsetzen. Dabei empfiehlt es sich selbstverständlich, nicht in der gleichen Medikamentengruppe zu bleiben, also nicht ein SSRI bei Unwirksamkeit gegen ein anderes zu tauschen, sondern auf eine andere Medikamentengruppe umzusteigen. Dass man dabei auf entsprechende Wechselwirkungen achten muss (zum Beispiel Pausen zwischen der Gabe von MAO-Hemmern und SSRI, keine Kombination von MAO-Hemmer und SSRI, keine Kombination zweier SSRI, u.ä.) ist selbstverständlich. Auch die Kombination verschiedener Medikamente (z.B. SSRI plus Buspiron) kann erprobt werden. Zur Effektivität solcher Kombinationsbehandlungen gibt es allerdings keine Studien, allenfalls einzelne Erfahrungsberichte.

Wie lange sollte eine medikamentöse Therapie fortgesetzt werden? Letztlich gibt es keine sicheren Daten zur Beantwortung dieser Frage. Erfahrungswerte legen nahe, eine Therapie über mindestens sechs bis 24 Monate fortzuführen und die Medikation nur sehr langsam auszuschleichen.

Zusammenfassend kann man sagen, dass aufgrund der bisher vorliegenden Studien ein erster Versuch mit Psychopharmakotherapie oder Verhaltenstherapie gerechtfertigt scheint, ein Konsens bezüglich der Therapie der ersten Wahl besteht allerdings nicht.

▮ Spezifische Phobien

Bei spezifischen Phobien handelt es sich um Phobien, die auf ganz spezifische Situationen beschränkt sind, zum Beispiel auf bestimmte Tiere („beliebt" sind hier Spinnen, Schlangen, Mäuse u.ä.), Höhen, Dunkelheit, Donner, Fliegen, Zahnarztbesuche, bestimmte Erkrankungen und ähnliches. Die auslösende Situation ist eng begrenzt und kann, wie bei der Agoraphobie oder Panikstörung, Panik auslösen. Das Ausmaß der Behinderung hängt im Wesentlichen ab von der „Wahl" des phobischen Objekts und damit der Möglichkeit bzw. der Unmöglichkeit der betroffenen Person die phobische Situation zu vermeiden. So sind zum Beispiel schwere Einschränkungen zu erwarten, wenn die Phobie des Patienten sich auf alltägliche Situationen (Schmutz, Infektionen) richtet, weniger problematisch wäre zum Beispiel eine Spinnen- oder Schlangenphobie.

Häufig werden spezifische Phobien mit Benzodiazepinen oder Neuroleptika, da besonders Depot-Neuroleptika, behandelt, auch mit Betablockern oder Antidepressiva, wenngleich es keine größeren prospektiven Studien gibt, die diese Therapien als signifikant besser als Placebo einstufen. Einige Berichte zeigen jedoch, dass zum Beispiel der Einsatz von Betablockern in der Behandlung der spezifischen Phobien hilfreich sein kann. Wenn die spezifische Phobie mit Panikattacken assoziiert ist, erscheint eine gegen die Panikattacken gerichtete pharmakologische Behandlung von Vorteil zu sein.

Als Mittel der Wahl wird in der Behandlung der spezifischen Phobie, falls überhaupt eine Therapie erforderlich ist, die Verhaltenstherapie angesehen. Dabei wird der Patient, meist im Rahmen einer systematischen Desensibilisierung, mit dem angstauslösenden Objekt konfrontiert. Wir erinnern uns: Eine Angsthierarchie wird aufgestellt, der Patient „arbeitet sich" in einer von ihm selbst vorgegebenen Geschwindigkeit durch diese Liste phobieauslösender Stimuli. Der Therapeut lehrt dabei den Patienten verschiedene Techniken mit der Angst umzugehen, u.a. Entspannungsverfahren, Atemtechniken. In der kognitiven Umstrukturierung lernt der Patient, seine phobische Angst zu relativieren und realistischen Bedingungen anzupassen (z.B., dass in der Regel von einer Spinne an der Wand keine Lebensgefahr ausgeht oder dass man von einer Spritze beim Arzt nicht stirbt). Wichtig bei der Behandlung der Phobien ist auch, dass die Behandlung individuell angepasst wird: In spezifischen Situationen, gerade etwa bei dem eben genannten Beispiel einer Spritzenphobie, lassen einige Therapeuten zum Beispiel die Patienten während des Expositionstrainings sitzen und dabei ihren Körper fest anspannen, um so das Risiko einer vagovasalen Reaktion auf den phobischen Stimulus zu vermeiden. Für eine solche Therapie werden in der Regel eine bis zehn Therapiestunden angesetzt.

Zusammenfassend kann festgestellt werden, dass in der Behandlung der spezifischen Phobien ein Konsens dahingehend besteht, ein verhaltenstherapeutisches Vorgehen (insbesondere Konfrontation in vivo) als Verfahren der ersten Wahl einzusetzen, vor anderen und/oder adjuvanten Therapien (Entspannungsverfahren, Pharmaka, u. a.).

▌ Generalisierte Angststörung

Das diagnostische Leitsymptom dieser Störung ist die generalisierte und anhaltende Angst, die nicht auf bestimmte Situationen beschränkt ist, sondern frei flottiert. Oft finden sich Befürchtungen, z. B. über ein zukünftiges Unglück, Symptome motorischer Spannung wie körperliche Unruhe, Spannungskopfschmerz, Zittern und eine vegetative Übererregbarkeit mit Gefühl der Benommenheit, Schwindel, Schwitzen, Herzrasen und ähnliches. Die Diagnose kann gestellt werden, wenn der Patient primäre Symptome der Angst an den meisten Tagen über mindestens mehrere Wochen hinweg aufweist.

▌ Antidepressiva

Studien zeigen eine gute Wirksamkeit trizyklischer Antidepressiva in der Therapie der generalisierten Angststörung. Untersucht wurden z. B. Imipramin, Doxepin, Desipramin, Amitriptylin. Es zeigte sich, dass trizyklische Antidepressiva manchmal schon in niedrigen Dosierungen von 25 bis 75 mg pro Tag erfolgreich sein können (Standarddosis ist auch hier ca. 150 mg pro Tag), der Wirkungseintritt scheint auch schneller zu sein als bei depressiven Störungen.

Auch für SSRI und Venlafaxin wurden einige erfolgreiche Wirksamkeitsstudien durchgeführt.

Allerdings bestand, gerade in den älteren Studien, bei vielen der untersuchten Patienten eine depressive Begleitsymptomatik, sodass es schwierig ist, anxiolytische und antidepressive Wirkung der Antidepressiva klar zu trennen. Das muss in der praktischen Behandlung durchaus kein Nachteil sein, Antidepressiva sind vor allem Mittel der Wahl bei Patienten mit generalisierter Angststörung, die häufig auch unter zusätzlichen depressiven Symptomen oder subsyndromalen depressiven Begleitsymptomen leiden.

▌ Benzodiazepine

Auch für die Wirksamkeit der Benzodiazepine in der Therapie der generalisierten Angststörung gibt es gute Studien. Sie haben ein vergleichsweise geringes Nebenwirkungsprofil, einen schnellen Wirkungseintritt, starke Anxiolyse und nachweisliche Wirksamkeit bei den meisten Symptomen der generalisierten Angststörung und eventuell begleitenden depressiven Symptomen.

In Studien finden sich keine signifikanten Unterschiede in der Wirksamkeit der einzelnen Benzodiazepine.

Benzodiazepine galten lange Zeit als Mittel der Wahl, wobei auch hier oft eine niedrige Dosis zur Anxiolyse ausreichend war. Sie können zum einen als Bedarfsmedikation eingesetzt werden, sodass der Patient nur dann ein schnell wirksames Medikament einnimmt, wenn er sich besonders ängstlich fühlt, ein anderer Ansatz wäre, dem Patienten Benzodiazepine als kurzfristige „Überbrückungsmedikation" zu geben, bis andere Therapien ausreichend ansprechen. Mit dem Einsatz von Benzodiazepinen sind allerdings einige nicht zu unterschätzende Probleme verbunden: 25 bis 30 Prozent der Patienten sprechen nicht auf Benzodiazepine an. Sedierung und kognitive Beeinträchtigungen (cave: Verkehrstauglichkeit!) müssen ebenso beachtet werden wie Toleranzentwicklung und Suchtpotenzial, wobei nicht verschwiegen werden soll, dass das Abhängigkeitspotenzial für diese Patienten in der Literatur durchaus kontrovers diskutiert wird.

Zusammenfassend kann man sagen, dass Benzodiazepine in der Akutsituation weiterhin Mittel der Wahl sind, als Langzeitmedikament allerdings eher nicht geeignet erscheinen.

▌ Andere Pharmaka

Etliche Studien zeigen eine gute Wirksamkeit von Buspiron bei der generalisierten Angststörung. Buspiron ist ein partieller Agonist am 5-HT_{1a}-Rezeptor, ein „Nicht-Benzodiazepin" aus der Klasse der Azapirone. Buspiron wirkt anxiolytisch, ohne sedierende oder muskelrelaxierende Eigenschaften. Ein Abhängigkeitspotenzial wurde bisher nicht beobachtet, sodass es, gerade in den USA (wo der Einsatz von TCA erst diskutiert wird, wenn Benzodiazepine oder Buspiron nicht ausreichend wirken) als Kandidat zum Mittel der ersten Wahl gehandelt wird. Die Wirkung tritt, ähnlich den Antidepressiva, erst nach etwa zweiwöchiger Therapie ein.

Es gibt Daten, die davon ausgehen, dass Buspiron bei 60 bis 80 Prozent der Patienten erfolgreich ist, gleichzeitig gibt es Hinweise darauf, dass der Therapieerfolg bei Patienten, die zuvor mit Benzodiazepinen behandelt wurden, schlechter ist. Ein Grund dafür könnte gerade das Fehlen der nichtanxiolytischen Wirkungen der Benzodiazepine sein, wie Muskelrelaxation und das Gefühl allgemeinen Wohlbefindens. Beachten muss man, dass Buspiron Entzugssymptome nach Absetzen von Benzodiazepinen nicht unterdrücken kann. Die Behandlung fängt man mit 2-mal 5 mg an, und man kann langsam auf maximal 60 mg pro Tag in drei bis vier Einzeldosen steigern.

Einige Studien zeigen einen guten, Benzodiazepinen vergleichbaren, anxiolytischen Effekt von Neuroleptika, speziell Flupentixol und Fluspirilen, das als „Wochentranquilizer" eine gewisse Berühmtheit erlangt hat und gerade von Hausärzten gern gegeben wird. Insbesondere Patienten mit somatischer Angst und depressiven Begleitsymptomen scheinen von der Gabe eines niedrigdosierten Depotneuroleptikums zu profitieren. Diese Therapie sollte allerdings sehr gut abgewogen werden, angesichts der Gefahr von extrapyramidalmotorischen Nebenwirkungen einschließlich Spätdyskinesien.

Auch Betablocker werden in der Therapie der generalisierten Angststörung eingesetzt, ihre Wirksamkeit beschränkt sich auf die Behandlung der peripheren Symptome der Angst wie Herzrasen und Zittern.

▌ **Psychotherapie**

Auch bei der generalisierten Angststörung kommen verschiedene psychotherapeutische Verfahren zum Einsatz. Im Vergleich zur Studienlage bei Phobien und Panikstörung gibt es hier aber nur wenig klar definierte und empirisch abgesicherte Behandlungskonzepte. Das liegt vermutlich nicht zuletzt daran, dass zum einen der Begriff nicht so genau begrenzt ist (vor allem die Abgrenzung zur Dysthymia, zu den somatoformen Störungen und den ängstlich-vermeidenden Persönlichkeitsstörungen scheint oftmals schwierig), und zum anderen, dass Patienten mit einer generalisierten Angststörung sehr viel mehr in hausärztlicher Behandlung als beim Psychiater oder Psychotherapeuten anzutreffen sind.

Verhaltenstherapie (Angstbewältigungsprogramme, Entspannungsverfahren) wird als sinnvolle Alternative oder auch als Ergänzung zur medikamentösen Therapie angesehen in Bezug auf Reduktion des erhöhten Erregungsniveaus und der Grübelneigung, es gibt Studien, die eine Vergleichbarkeit zu den Ergebnissen der Pharmakotherapie zeigen. In Bezug auf die Dauerhaftigkeit der erzielten Verbesserungen zeigten kognitive Verfahren die besten Ergebnisse.

Aus dem Bereich der psychodynamischen Psychotherapie gibt es erfolgmeldende Verlaufsbeobachtungen, die über eine mittel- bis längerfristige niederfrequente, im Wesentlichen supportive Therapie und eine Veränderung des Selbstkonzeptes eine Symptomreduktion erreicht haben.

Auch bei der Behandlung der generalisierten Angststörung fehlen gute Studien zur Frage der Weiterbehandlung, wenn der erste Therapieversuch fehlschlägt oder nur eine Teilresponse bringt, und zur Frage der Therapiedauer. Da bleibt man auf Kasuistiken, Expertenmeinungen und eigene Erfahrungen beschränkt. Generell wird empfohlen, Psycho- und Pharmakotherapie zu kombinieren, Medikamente nach den vorherrschenden Zielsymptomen auszuwählen, langsam aufzudosieren, einen Zeitraum von sechs bis zwölf Wochen abzuwarten, danach umzustellen bzw. Kombinationstherapien zu probieren. Allgemein wird berichtet, dass nach Absetzen der Medikation ein Wiederauftreten der Symptomatik häufig ist.

Zusammenfassend kann man sagen, dass bei der Behandlung der generalisierten Angststörung noch kein Konsens über die Therapie der ersten Wahl besteht. Man geht am ehesten davon aus, dass eine Kombination psychotherapeutischer und psychopharmakologischer Therapien unter Beachtung der Risiken und Nachteile der einzelnen Verfahren sinnvoll erscheint. Angesichts der bei weitem nicht befriedigenden Behandlungsergebnissen, speziell bei dieser Unterform der Angststörungen, ist erheblicher Forschungsbedarf gegeben.

▌ Zusammenfassung

Unser Wissen zu den Angststörungen und deren Therapiemöglichkeiten ist in den letzten Jahren sicher enorm gestiegen. Trotzdem ist manches, was heute als Therapieempfehlung diskutiert wird, nicht ausreichend durch Studien gestützt. Über die Kombination aus psychopharmakologischer und psychologischer Therapie besteht Konsens. Im Hinblick auf die Auswahl des psychotherapeutischen Verfahrens werden verhaltenstherapeutische Verfahren in der Behandlung der Angststörungen tiefenpsychologischen vorgezogen, was im Wesentlichen daran liegen mag, dass für psychodynamische Therapien schlechtere Effektivitätsstudien vorliegen. Es gibt noch erheblichen Forschungsbedarf gerade bei den Fragen der Abfolge der einzelnen Therapien und nicht zuletzt der notwendigen Dauer der Erhaltungstherapie, um eine erreichte Besserung zu stabilisieren bzw. eine Remission zu erhalten.

Literaturverzeichnis

Benkert O, Hippius H (2000) Kompendium der Psychiatrischen Pharmakotherapie, 2. Aufl. Springer, Berlin Heidelberg New York

Freud S (1971) Über die Berechtigung, von der Neurasthenie einen bestimmten Symptomkomplex als „Angstneurose" abzutrennen. In:
Mitscherlich A, Richards A, Strachey J (Hrsg) Sigmund Freud, Studien-
ausgabe, Bd VI: Hysterie und Angst. Fischer, Frankfurt, S 25–50

Hoffmann SD, Hochapfel G (1995) Neurosenlehre, psychotherapeutische
und psychosomatische Medizin. Schattauer, Stuttgart

Markgraf J (1996) Lehrbuch der Verhaltenstherapie, Bd 2. Springer, Berlin, Heidelberg, New York

Senf W (1996) Psychoanalytische Therapie der Angststörung. In: Senf W,
Broda M (Hrsg) Praxis der Psychotherapie. Thieme, Stuttgart, New
York

Dilling H, Mombour W, Schmidt MH (Hrsg) (1993) Internationale Klassifikation psychischer Störungen: ICD-10. Klinisch-diagnostische Leitlinien, 2. Aufl. Huber, Bern Göttingen, Toronto, Seattle

Dilling H, Mombour W, Schmidt MH, Schulte-Markwort E (Hrsg) (1994)
Internationale Klassifikation psychischer Störungen: ICD-10. Forschungskriterien. Huber, Bern Göttingen, Toronto, Seattle

World Health Organisation (1991) Tenth Revision of the International
Classification of Diseases, Chapter V (F): Mental and Behavioral Dis-
orders (including disorders of psychological development). Clinical
Descriptions and Diagnostic Guidelines

World Health Organisation (1993) Tenth Revision of the International
Classification of Diseases, Chapter V (F): Mental and Behavioral Disorders. Diagnostic Criteria for Research

Glossar

Agoraphobie

Eine Agoraphobie liegt nach den Forschungskriterien der ICD-10 vor, wenn

A. deutliche und anhaltende Furcht vor oder Vermeidung von mindestens zwei der folgenden Situationen besteht:
   1. Menschenmengen
   2. öffentliche Plätze
   3. allein Reisen
   4. Reisen mit weiter Entfernung von Zuhause

B. Wenigstens einmal nach Auftreten der Störung muss in den gefürchteten Situationen mindestens eines der folgenden Symptome vorhanden sein:
   1. Erröten oder Zittern
   2. Angst zu erbrechen
   3. Miktions- oder Defäkationsdrang bzw. Angst davor

   und zusätzlich mindestens zwei Angstsymptome aus der unten angegebenen Liste (mindestens ein vegetatives Symptom) wenigstens zu einem Zeitpunkt gemeinsam vorhanden gewesen sind:

▎ Vegetative Symptome

1. Palpitationen, Herzklopfen oder erhöhte Herzfrequenz
2. Schweißausbrüche
3. fein- oder grobschlägiger Tremor
4. Mundtrockenheit (nicht infolge Medikation oder Exsikkose)

▌ **Symptome, die Thorax und Abdomen betreffen**

5. Atembeschwerden
6. Beklemmungsgefühl
7. Thoraxschmerzen oder -missempfindungen
8. Nausea oder abdominelle Missempfindungen (z. B. Unruhe-gefühl im Magen)

▌ **Psychische Symptome**

9. Gefühl von Schwindel, Unsicherheit, Schwäche oder Be-nommenheit
10. Gefühl, die Objekte sind unwirklich (Derealisation) oder man selbst ist weit entfernt oder „nicht wirklich hier" (De-personalisation)
11. Angst vor Kontrollverlust, verrückt zu werden oder „aus-zuflippen"
12. Angst zu sterben

▌ **Allgemeine Symptome**

13. Hitzewallungen oder Kälteschauer
14. Gefühllosigkeit oder Kribbelgefühle

C. Deutliche emotionale Belastung durch das Vermeidungsver-halten oder die Angstsymptome; die Betroffenen haben die Einsicht, dass diese übertrieben und unvernünftig sind.

D. Die Symptome beschränken sich ausschließlich oder vor-nehmlich auf die gefürchteten Situationen oder Gedanken an sie.

E. Häufigstes Ausschlusskriterium: Die Symptome des Kriteri-ums A sind nicht bedingt durch Wahn, Halluzinationen oder andere Symptome der Störungsgruppen organische psy-chische Störung (F0), Schizophrenie und verwandte Störun-gen (F2), affektive Störungen (F3) oder eine Zwangserkran-kung (F42) oder sind nicht Folge einer kulturell akzeptierten Anschauung.

Das Vorliegen oder Fehlen einer Panikstörung (F41.0) in der Mehrzahl der agoraphobischen Situationen kann mit der

fünften Stelle angegeben werden: Agoraphobie ohne Panikstörung, Agoraphobie mit Panikstörung.

Angst
Die besorgte Erwartung zukünftiger Gefahr oder zukünftigen
Unglücks, begleitet von einem Gefühl von Dysphorie oder somatischen Symptomen der Anspannung. Der Schwerpunkt der
erwarteten Gefahr kann internal oder external sein.
    Man kann Realangst von pathologischer Angst unterscheiden.

Befund
Zu beobachtende oder messende Manifestation eines pathologischen Zustands. Befunde werden eher vom Untersucher beobachtet als vom Betroffenen berichtet.

Demenz
Abnahme des Gedächtnisses und des Denkvermögens mit be-
trächtlicher Beeinträchtigung der Aktivitäten des täglichen Lebens. Die Störung des Gedächtnisses beeinträchtigt typischerweise Aufnahme, Speichern und Wiedergabe neuer Information.
Früher gelerntes und vertrautes Material kann, besonders in
den späteren Stadien, ebenfalls verloren gehen. Demenz ist
mehr als eine Gedächtnisstörung: Es besteht auch eine Beeinträchtigung des Denkvermögens, der Fähigkeit zu vernünftigem
Urteilen und eine Verminderung des Ideenflusses. Die Informa-
tionsverarbeitung ist beeinträchtigt. Für den Betreffenden wird
es immer schwieriger, sich mehr als einem Stimulus gleichzeitig
aufmerksam zuzuwenden, z.B. an einem Gespräch mit mehreren Personen teilzunehmen; der Wechsel der Aufmerksamkeit
von einem Thema zum anderen ist erschwert.

Delir
Ein ätiologisch unspezifisches Syndrom, das charakterisiert ist
durch gleichzeitig bestehende Störungen des Bewusstseins und
der Aufmerksamkeit, der Wahrnehmung, des Denkens, des Gedächtnisses, der Psychomotorik, der Emotionalität und des
Schlaf-Wach-Rhythmus. Es kann in jedem Alter auftreten, ist

jedoch am häufigsten jenseits des 60. Lebensjahrs. Das delirante Zustandsbild ist vorübergehend und von wechselnder Intensität; in den meisten Fällen bildet es sich innerhalb von vier Wochen oder kürzerer Zeit zurück. Delirien mit fluktuierendem Verlauf bis zu sechs Monaten sind jedoch nicht ungewöhnlich, besonders wenn sie im Rahmen einer chronischen Lebererkrankung, eines Karzinoms oder einer subakuten bakteriellen Endokarditis entstehen. Ein delirantes Zustandsbild kann eine Demenz überlagern oder sich zu einer Demenz weiterentwickeln.

Ephedrin
Eine adrenerge Verbindung aus verschiedenen Ephedrinspezies oder durch verschiedene Verfahren synthetisiert; wird als Bronchodilatator verwendet.

Frei flottierende Angst
Nicht zielgerichtete Angst.

Generalisierte Angststörung
Eine generalisierte Angststörung liegt nach den Forschungskriterien der ICD-10 vor, wenn

A. ein Zeitraum von mindestens sechs Monaten mit vorherrschender Anspannung, Besorgnis und Befürchtungen in Bezug auf alltägliche Ereignisse und Probleme besteht.

B. mindestens vier der nachfolgenden Symptome, davon eins aus der Kategorie „Vegetative Symptome", vorliegen:

▌ Vegetative Symptome
1. Palpitationen, Herzklopfen oder erhöhte Herzfrequenz
2. Schweißausbrüche
3. fein- oder grobschlägiger Tremor
4. Mundtrockenheit (nicht infolge Medikation oder Exsikkose)

▌ Symptome, die Thorax und Abdomen betreffen
5. Atembeschwerden
6. Beklemmungsgefühl

7. Thoraxschmerzen oder -missempfindungen
8. Nausea oder abdominelle Missempfindungen (z. B. Unruhegefühl im Magen)

▌ Psychische Symptome

9. Gefühl von Schwindel, Unsicherheit, Schwäche oder Benommenheit
10. Gefühl, die Objekte sind unwirklich (Derealisation) oder
    man selbst ist weit entfernt oder „nicht wirklich hier" (De-
    personalisation).
11. Angst vor Kontrollverlust, verrückt zu werden oder „aus-
    zuflippen"
12. Angst zu sterben

▌ Allgemeine Symptome

13. Hitzewallungen oder Kälteschauer
14. Gefühllosigkeit oder Kribbelgefühle

▌ Symptome der Anspannung

15. Muskelverspannung, akute oder chronische Schmerzen
16. Ruhelosigkeit und Unfähigkeit zum Entspannen
17. Gefühle von Aufgedrehtsein, Nervosität und psychischer
    Anspannung
18. Kloßgefühl im Hals oder Schluckbeschwerden

▌ Unspezifische Symptome

19. Übertriebene Reaktionen auf kleine Überraschungen oder
    Erschrecktwerden
20. Konzentrationsschwierigkeiten, Leeregefühl im Kopf wegen
    Sorgen oder Angst
21. anhaltende Reizbarkeit
22. Einschlafstörungen wegen Besorgnis

C. Die Störung erfüllt nicht die Kriterien für eine Panikstörung
   (F41.0), eine phobische Störung (F40), eine Zwangserkrankung (F42) oder eine hypochondrische Störung (F45.2).

D. Häufigstes Ausschlusskriterium: Die Störung ist nicht zurückzuführen auf eine organische Krankheit wie eine Hyperthyreose, eine organische psychische Störung (F0) oder auf
eine durch psychotrope Substanzen bedingte Störung (F1),
z. B. auf einen exzessiven Genuss von amphetaminähnlichen
Substanzen oder auf einen Benzodiazepinentzug.

Beachte: Bei Kindern und Jugendlichen stehen meist weniger
Beschwerden, die typisch für die generalisierte Angststörung
der Erwachsenen sind, im Vordergrund, ebensowenig wie die
spezifischen Symptome der vegetativen Stimulierung. Für
diese Betroffenen werden in der ICD-10 alternative Kriterien
angegeben.

Hypersomnie
Vermehrtes Schlafbedürfnis

Hypertonus
Arterieller Bluthochdruck

Hyperthyreose
Schilddrüsenüberfunktion

Hypoglykämie
Unterzucker (Blutzucker)

Insomnie
Subjektive Beschwerden über Ein- und Durchschlafstörungen
oder schlechte Schlafqualität.

Kardiovaskuläre Erkrankungen
Herz-Kreislauf-Erkrankungen

Komorbidität
Das Vorhandensein zweier unabhängiger Krankheiten in einer
Person.

Kortikosteroide
Steroidhormone aus der Nebenniere.

Organische Angststörung
Eine organische Angststörung (F06.4) liegt nach den Forschungskriterien der ICD-10 vor, wenn folgende beiden Kriterien erfüllt sind:
1. Es liegt eine psychische Störungen aufgrund einer Schädigung oder Funktionsstörung des Gehirns oder einer körperlichen Erkrankung vor.
2. Die Kriterien für eine Angststörung ohne Phobien (Generalisierte Angststörung oder Panikstörung) sind erfüllt.

Palpitationen
Vom Patienten registrierter ungewöhnlich schneller Herzschlag,
kann regelmäßig oder unregelmäßig sein.

Tachykardie
Herzrasen

Panikattacke
Eine Panikattacke hat alle folgenden Charakteristika:
▌ Es ist eine einzelne Episode von intensiver Angst oder Unbe-
   hagen.
▌ Sie beginnt abrupt.
▌ Sie erreicht innerhalb weniger Minuten ein Maximum und
   dauert mindestens einige Minuten.
▌ Mindestens insgesamt vier Symptome in der unten angegebe-
   nen Liste, davon ein vegetatives Symptom, müssen vorliegen:
   – Vegetative Symptome
   – Symptome, die Thorax und Abdomen betreffen
   – Psychische Symptome
   – Allgemeine Symptome

Häufigstes Ausschlusskriterium: Die Panikattacken sind nicht
Folge einer körperlichen Störung, einer organischen psychischen Störung (F0) oder einer anderen psychischen Störung

wie Schizophrenie oder verwandte Störungen (F2), einer affektiven Störung (F3) oder einer somatoformen Störung (F45).

Panikstörung

Eine Panikstörung liegt nach den Forschungskriterien der ICD-10 vor, wenn folgende Kriterien erfüllt sind:

A. Wiederholte Panikattacken, die nicht auf eine spezifische Situation oder ein spezifisches Objekt bezogen sind und oft spontan auftreten (d.h. die Panikattacken sind nicht vorhersagbar). Die Panikattacken sind nicht verbunden mit besonderer Anstrengung, gefährlichen oder lebensbedrohlichen Situationen.

B. Eine Panikattacke hat alle folgenden Charakteristika:
▌ Es ist eine einzelne Episode von intensiver Angst oder Unbehagen.
▌ Sie beginnt abrupt.
▌ Sie erreicht innerhalb weniger Minuten ein Maximum und dauert mindestens einige Minuten.
▌ Mindestens insgesamt vier Symptome aus den unten angegebenen Symptomkategorien für Angst müssen vorliegen:
  – Vegetative Symptome
  – Symptome, die Thorax und Abdomen betreffen
  – Psychische Symptome
  – Allgemeine Symptome

C. Häufigstes Ausschlusskriterium: Die Panikattacken sind nicht Folge einer körperlichen Störung, einer organischen psychischen Störung (F0) oder einer anderen psychischen Störung wie Schizophrenie oder verwandte Störungen (F2), einer affektiven Störung (F3) oder einer somatoformen Störung (F45).

Die individuelle Variationsbreite bzgl. Inhalt und Schwere sind so groß, dass zwei Schweregrade – mittelgradig bis schwer – mit der fünften Stelle differenziert werden können:

Mittelgradige Panikstörung: Mindestens vier Panikattacken in vier Wochen.

Schwere Panikstörung: mindestens vier Panikattacken pro Woche über einen Zeitraum von vier Wochen.

Pathologische Angst

Die Haupteigenschaft der pathologischen Angst besteht darin, dass sie kein spezifisches Ziel hat. Angst ist keine Reaktion auf irgendeine Sache, vielmehr ein Zustand allgemeiner, besorgter Ungewissheit. Die Besorgtheit, die mit einer Angststörung verbunden ist, tritt häufig ohne Auslöser auf oder ist zumindest bezüglich Dauer, Häufigkeit oder Intensität deutlich übertrieben im Vergleich zu der tatsächlichen Wahrscheinlichkeit oder der Auswirkung des gefürchteten Ereignisses.

Phäochromozytom

Tumor der Nebenniere.

Phobie

Eine anhaltende unbegründete Furcht vor einem bestimmten Gegenstand, einer Handlung oder einer Situation (dem phobischen Stimulus), die den überwältigenden Wunsch hervorruft, diesen zu vermeiden. Dies führt im Allgemeinen dazu, dass der phobische Stimulus gemieden oder angstvoll ertragen wird. Die Phobien werden in drei Unterkategorien eingeteilt:
Spezifische Phobien – am häufigsten, aber selten behandelt.
Soziale Phobien – mäßig verbreitet, selten behandelt.
Agoraphobie – die schwerste und am häufigsten Behandelte.

Posttraumatische Belastungsstörung

Das Hauptmerkmal der posttraumatischen Belastungsstörung ist die Entwicklung charakteristischer Symptome nach der Konfrontation mit einem extrem traumatischen Ereignis, das jeden Menschen belasten würde (Miterleben eines Todesfalles, Androhung des Todes, schwere Verletzung oder andere Bedrohung der körperlichen Unversehrtheit). Bei dieser Störung handelt es sich jedoch um das wiederholte Durchleben des Traumas und eine eingeschränkte Beschäftigung mit der Außenwelt. Diese

Störung hat in jüngster Zeit durch ihr Auftreten bei Vietnam-Veteranen vermehrte Aufmerksamkeit erhalten.

Primäre Angstzustände
Panikstörung mit und ohne Agoraphobie
Generalisierte Angststörung
Zwangserkrankung
Posttraumatische Belastungsstörung
Akute Belastungsstörung
Nicht näher bezeichnete Angststörung

Primäre phobische Störungen
Spezifische Phobie
Soziale Phobie
Agoraphobie ohne Panikattacken
Agoraphobie mit Panikattacken

Psychische Störungen aufgrund einer Schädigung oder Funktionsstörung des Gehirns oder einer körperlichen Erkrankung
Nach den Forschungskriterien der ICD-10 liegt eine psychische Störungen aufgrund einer Schädigung oder Funktionsstörung des Gehirns oder einer körperlichen Erkrankung vor, wenn folgende Kriterien erfüllt sind.

G1. Objektiver Nachweis (aufgrund körperlicher, neurologischer oder laborchemischer Untersuchungen) und/oder Anamnese einer zerebralen Krankheit, Schädigung oder Funktionsstörung oder einer systemischen Krankheit, von der bekannt ist, dass sie eine zerebrale Funktionsstörung verursachen kann, einschließlich Hormonstörungen (außer durch Alkohol oder psychotrope Substanzen bedingte Krankheiten) und Effekte, die nicht durch psychoaktive Substanzen bedingt sind.

G2. Ein wahrscheinlicher Zusammenhang zwischen der Entwicklung (oder einer deutlichen Verschlechterung) der zugrundeliegenden Krankheit, Schädigung oder Funktionsstörung und der psychischen Störung, deren Symptome gleichzeitig oder verzögert auftreten.

G3. Rückbildung oder deutliche Besserung der psychischen Störung, nach Rückbildung oder Besserung der vermutlich zugrundeliegenden Krankheit.

G4. Kein ausreichender oder überzeugender Beleg für eine andere Verursachung der psychischen Störung, wie. z. b. eine sehr belastende Familienanamnese für eine klinisch gleiche oder ähnliche Störung.

Wenn die Kriterien G1, G2 und G4 zutreffen, ist eine vorläufige Diagnose gerechtfertigt. Wird zusätzlich G3 nachgewiesen, kann die Diagnose als sicher gelten.

Psychotisch
Dieser Begriff hat historisch eine Vielzahl unterschiedlicher Definitionen erfahren, von denen keine übereinstimmend anerkannt wurde. Die engste Definition von psychotisch beschränkt sich auf Wahnphänomene oder auf ausgeprägte Halluzinationen, wobei die Halluzinationen ohne Einsicht in ihre pathologische Natur auftreten. Eine etwas weniger enge Definition würde auch solche ausgeprägten Halluzinationen mit einbeziehen, die der Betroffene als halluzinatorisches Erleben erkennt.

Realangst
Die Realangst ist eine Reaktion auf das Vorhandensein einer wirklichen Bedrohung oder Gefahr, das heißt, sie ist als emotionale und physiologische Reaktion auf eine erkennbare Gefahr gerichtet.

Sekundäre Angststörungen
Sekundäre Angststörungen werden auch symptomatische Angst genannt. Es handelt sich um Angststörungen, die Folge oder Teil einer anderen Erkrankungen oder direkte Folge der Wirkung oder des Entzuges einer Substanz ist. Es gibt organische Angststörung, Substanzinduzierte Angststörung und schließlich Angstsyndrome bei anderen psychiatrischen Erkrankungen.

Sensitivität

Die Sensitivität einer Methode drückt aus, mit welcher Sicherheit das gesuchte Ziel auch gefunden wird.

Situative Angst

Situative Angst ist gekennzeichnet durch folgende drei Eigenschaften: Die Angst hat einen Fokus; sie ist zeitlich begrenzt; auch wenn die Angst sehr groß ist, ist sie nicht überproportional im Vergleich zu ihrer Ursache.

Soziale Phobie

Eine Soziale Phobie liegt nach den Forschungskriterien der ICD-10 vor, wenn

A. entweder 1. oder 2. zutrifft:
   1. deutliche Furcht im Zentrum der Aufmerksamkeit zu stehen oder sich peinlich oder erniedrigend zu verhalten,
   2. deutliche Vermeidung im Zentrum der Aufmerksamkeit zu stehen oder von Situationen, in denen die Angst besteht, sich peinlich oder erniedrigend zu verhalten.

Diese Ängste treten in sozialen Situationen auf, wie Essen oder Sprechen in der Öffentlichkeit, Begegnungen von Bekannten in der Öffentlichkeit, Hinzukommen oder Teilnahme an kleinen Gruppen, wie z. B. bei Parties, Konferenzen oder Klassenräumen.

B. Wenigstens einmal nach Auftreten der Störung muss in den gefürchteten Situationen mindestens eines der folgenden Symptome vorhanden sein:
   1. Erröten oder Zittern
   2. Angst zu erbrechen
   3. Miktions- oder Defäkationsdrang bzw. Angst davor

und zusätzlich mindestens zwei Angstsymptome aus der unten angegebenen Liste (mindestens ein vegetatives Symptom) wenigstens zu einem Zeitpunkt gemeinsam vorhanden gewesen sind:

▌ **Vegetative Symptome**

1. Palpitationen, Herzklopfen oder erhöhte Herzfrequenz
2. Schweißausbrüche
3. fein- oder grobschlägiger Tremor
4. Mundtrockenheit (nicht infolge Medikation oder Exsikkose)

▌ **Symptome, die Thorax und Abdomen betreffen**

5. Atembeschwerden
6. Beklemmungsgefühl
7. Thoraxschmerzen oder -missempfindungen
8. Nausea oder abdominelle Missempfindungen (z. B. Unruhegefühl im Magen)

▌ **Psychische Symptome**

9. Gefühl von Schwindel, Unsicherheit, Schwäche oder Benommenheit
10. Gefühl, die Objekte sind unwirklich (Derealisation) oder man selbst ist weit entfernt oder „nicht wirklich hier" (Depersonalisation)
11. Angst vor Kontrollverlust, verrückt zu werden oder „auszuflippen"
12. Angst zu sterben

▌ **Allgemeine Symptome**

13. Hitzewallungen oder Kälteschauer
14. Gefühllosigkeit oder Kribbelgefühle

C. Deutliche emotionale Belastung durch das Vermeidungsverhalten oder die Angstsymptome; die Betroffenen haben die Einsicht, dass diese übertrieben und unvernünftig sind.

D. Die Symptome beschränken sich ausschließlich oder vornehmlich auf die gefürchteten Situationen oder Gedanken an sie.

E. Häufigstes Ausschlusskriterium: Die Symptome des Kriteriums A sind nicht bedingt durch Wahn, Halluzinationen oder andere Symptome der Störungsgruppen organische psychische Störung (F0), Schizophrenie und verwandte Störungen (F2), affektive Störungen (F3) oder eine Zwangserkrankung (F42) oder sind nicht Folge einer kulturell akzeptierten Anschauung.

Spezifische Phobie

Eine Spezifische Phobie liegt nach den Forschungskriterien der ICD-10 vor, wenn

A. entweder 1. oder 2. zutrifft:
1. deutliche Furcht vor einem bestimmten Objekt oder einer bestimmten Situation, außer Agoraphobie (F40.0) oder sozialer Phobie (F40.1);
2. deutliche Vermeidung solcher Objekte oder Situationen, außer Agoraphobie (F40.0) oder sozialer Phobie (F40.1).

Häufige phobische Objekte und Situationen sind Tiere, Vögel, Insekten, Höhen, Donner, Fliegen, kleine geschlossene Räume, Anblick von Blut oder Verletzungen, Injektionen, Zahnarzt- und Krankenhausbesuche.

B. Wenigstens einmal nach Auftreten der Störung müssen in den gefürchteten Situationen mindestens zwei Angstsymptome aus der unten angegebenen Liste (mindestens ein vegetatives Symptom) wenigstens zu einem Zeitpunkt gemeinsam vorhanden gewesen sein:

▌ Vegetative Symptome

1. Palpitationen, Herzklopfen oder erhöhte Herzfrequenz
2. Schweißausbrüche
3. fein- oder grobschlägiger Tremor
4. Mundtrockenheit (nicht infolge Medikation oder Exsikkose)

▌ Symptome, die Thorax und Abdomen betreffen

5. Atembeschwerden
6. Beklemmungsgefühl
7. Thoraxschmerzen oder -missempfindungen
8. Nausea oder abdominelle Missempfindungen (z. B. Unruhegefühl im Magen)

▌ Psychische Symptome

9. Gefühl von Schwindel, Unsicherheit, Schwäche oder Benommenheit
10. Gefühl, die Objekte sind unwirklich (Derealisation) oder man selbst ist weit entfernt oder „nicht wirklich hier" (Depersonalisation)
11. Angst vor Kontrollverlust, verrückt zu werden oder „auszuflippen"
12. Angst zu sterben

▌ Allgemeine Symptome

13. Hitzewallungen oder Kälteschauer
14. Gefühllosigkeit oder Kribbelgefühle

C. Deutliche emotionale Belastung durch das Vermeidungsverhalten oder die Angstsymptome; die Betroffenen haben die Einsicht, dass diese übertrieben und unvernünftig sind.

D. Die Symptome beschränken sich ausschließlich oder vornehmlich auf die gefürchteten Situationen oder Gedanken an sie.

E. Häufigstes Ausschlusskriterium: Die Symptome des Kriteriums A sind nicht bedingt durch Wahn, Halluzinationen oder andere Symptome der Störungsgruppen organische psychische Störung (F0), Schizophrenie und verwandte Störungen (F2), affektive Störungen (F3) oder eine Zwangserkrankung (F42) oder sind nicht Folge einer kulturell akzeptierten Anschauung.

Man unterscheidet: Tier-Typus, Naturgewalten-Typus (Höhen, Stürme, Wasser), Blut-Spritzen-Verletzungs-Typus, situativer Typus (Flugzeug, Fahrstuhl, enge geschlossene Räume), anderer Typen.

Spezifität
Die Spezifität einer Methode drückt aus, mit welcher Sicherheit das Gefundene auch wirklich das Gesuchte ist.

Strukturiertes Interview
Auch standardisiertes Interview genannt. Befragung anhand eines festgelegten ausformulierten Katalogs von Fragen, wobei die Antwortmöglichkeiten vorgegeben sind.

Substanzentzug
Es handelt sich um einen Symptomkomplex von unterschiedlicher Zusammensetzung und wechselndem Schweregrad bei absolutem und relativem Entzug einer Substanz. Die Symptome, die auftreten, wenn jemand einen Medikamenten-, Drogen- oder Alkoholentzug durchmacht, können denjenigen der Angststörungen gleichen. Menschen, die regelmäßig Schlaftabletten einnehmen, leiden manchmal nach deren Absetzen unter Entzugserscheinungen. Dieser Entzug kann sich als Schlaflosigkeit oder in manchen Fällen als Angst manifestieren. In so einem Fall handelt es sich nicht um eine generalisierte Angststörung, sondern um ein Medikamentenproblem. Die Symptome können auch beim Entzug von Koffein oder Tranquilizern entstehen.

Substanzintoxikation
Unter akuter Intoxikation versteht man ein vorübergehendes Zustandsbild nach der Aufnahme von Substanzen oder Alkohol mit Störungen oder Veränderungen der körperlichen, psychischen oder Verhaltensfunktionen und -reaktionen. Die bekanntesten akuten Intoxikationen mit psychotropen Substanzen sind der Alkoholrausch, der Horrortrip bei halluzinogenen Substanzen und andere Rauschformen.

Sympathomimetikum
Eine Substanz, die ähnliche Wirkungen hervorruft wie Impulse, die durch adrenerge retroganglionäre Fasern des sympathischen Nervensystems übertragen werden.

Symptom
Subjektive Manifestation eines pathologischen Zustands. Symptome werden eher vom Betroffenen berichtet als vom Untersucher beobachtet.

Syndrom

Eine Zusammenfassung, die auf dem häufigen gemeinsamen Auftreten von Zeichen und Symptomen beruht, die Gemeinsamkeiten hinsichtlich der zugrundeliegenden Pathogenese, des Verlaufes, des familiären Musters oder der Wahl der Behandlung aufweisen.

Tachykardie, paroxysmal

anfallsweises Herzrasen

Zwangsgedanken

▌ Sind Ideen, Vorstellungen oder Impulse, die den Patienten immer wieder stereotyp beschäftigen.

▌ Sie sind fast immer quälend, weil sie gewalttätigen Inhalts oder obszön sind, oder weil sie einfach als sinnlos erlebt werden.

▌ Die betroffene Person versucht erfolglos, Widerstand zu leisten.

▌ Sie werden als eigene Gedanken erlebt, selbst wenn sie als unwillkürlich und häufig als abstoßend empfunden werden.

Zwangshandlungen oder -rituale

▌ Sind ständig wiederholte Stereotypien.

▌ Sie werden weder als angenehm empfunden, noch dienen sie dazu, an sich nützliche Aufgaben zu erfüllen.

▌ Die Patienten erleben sie oft als Vorbeugung gegen ein objektiv unwahrscheinliches Ereignis, das ihnen Schaden bringen oder bei dem sie selbst Unheil anrichten könnten.

▌ Im Allgemeinen, wenn auch nicht immer, wird dieses Verhalten von der betroffenen Person als sinnlos und ineffektiv erlebt. Sie versucht immer wieder, dagegen anzugehen, bei sehr lange andauernden Störungen kann der Widerstand schließlich minimal sein.

Zwangskrankheit
Dieser Angstzustand ist durch das Auftreten von Zwangshand-
lungen oder Zwangsgedanken gekennzeichnet. Wenn ein
Zwangskranker seinen Zwängen nicht nachkommt, entsteht
Angst. Die Angst kann er dadurch vermeiden, dass er den
Zwangsimpulsen nachgibt.

Übungsbogen zu Kapitel 2

Übungsbogen 1

1.–6. Zählen Sie die sechs Symptomkategorien auf, die in den Forschungskriterien der ICD-10 zur Diagnose der Angst verwendet werden.

7. Nennen Sie den wichtigsten ätiologischen Faktor für das Auftreten einer Panikstörung.

8. Beschreiben Sie den Unterschied zwischen „normaler" Angst und pathologischer Angst.

Richtig/Falsch

9. Die modernen psychiatrischen Diagnoseinstrumente wie ICD-10 und DSM-IV gehen von dem Neurosenkonzept als Organisationsprinzip aus.

10. Für die Diagnose einer primären Angststörung wird das Auftreten aller Angstsymptome zumindest in leichter Ausprägung gefordert.

11. Die körperlichen Symptome der Angst kann man sich gut aus den psychischen Symptomen erklären.

12. Aus den Symptomen einer psychiatrischen Krankheit kann auf die Ursachen geschlossen werden.

13. Die Vulnerabilitätstheorie nach Zubin und Spring geht davon aus, dass psychische Krankheiten vererbt werden.

Übungsbogen 2

1. Definieren Sie den Begriff „primäre Angststörung"

2.–4. Zählen Sie die drei Hauptgruppen der Krankheiten auf, bei denen Angst symptomatisch auftreten kann.

Richtig/Falsch

5. Wenn körperliche Krankheit und Sucht ausgeschlossen sind, muss ein bestehendes Angstsyndrom als primäre Angststörung diagnostiziert werden.

6. Hirnorganische Angstsyndrome hängen im Wesentlichen von der Art der Grunderkrankungen ab.

7. Patienten mit einer Überfunktion der Schilddrüse können für Angstpatienten gehalten werden, weil dabei ähnliche Symptome wie bei Angststörungen auftreten können.

8. Ein Benzodiazepinentzug kann Symptome hervorrufen, die von einer Angststörung nicht zu unterscheiden sind.

9. Vorübergehender Stress in belastenden Situationen kann eine Angsterkrankung auslösen.

Übungsbogen zu Kapitel 3

Übungsbogen 3

1.–4. Nach welchen Kriterien kann man Angststörungen klassifizieren?

Richtig/Falsch

5. Die Unterscheidung zwischen primärer Angststörung und sekundärem Angstsyndrom spielt für die Behandlung der Angst in der Praxis keine Rolle.

6. Die Art der Angstsymptome spielt für die Diagnose einer Angsterkrankung keine Rolle.

7. Aus dem psychopathologischen Längsschnitt der Angstsymptomatik kann geschlossen werden, ob es sich um normale oder pathologische Angst handelt.

8. Angst, die nur mit Auslösern auftritt, ist normal.

9. Nach dem derzeitigen Kenntnisstand muss eine Angststörung auf jeden Fall behandelt werden.

10. Bei Angststörungen ist die Toleranzschwelle für die Auslösung von Symptomen individuell verschieden.

Übungsbogen zu Kapitel 4

Übungsbogen 4

1.–4. Zählen Sie die vier Hauptkategorien der Angststörungen und ihre Unterteilungen nach ICD-10 auf.

5. Beschreiben Sie das wesentliche Symptom der generalisierten Angststörung.

6. Beschreiben Sie das wesentliche Kennzeichen der Panikstörung.

7. Beschreiben Sie eine Panikattacke.

8. Welches ist das entscheidende Merkmal des phobischen Syndroms?

9. Was bedeutet der Begriff Agoraphobie?

Richtig/Falsch

10. Bei der Panikstörung variieren die Symptome von Person zu Person, typisch ist aber der plötzliche Beginn mit Herzklopfen, Brustschmerz, Erstickungsgefühlen, Schwindel und Entfremdungsgefühlen.

11. Eine Agoraphobie schließt eine Panikstörung aus.

12. Falls Symptomatik einer andauernden, generalisierten und anhaltenden Angst kürzer als 6 Monate dauert, kann die Diagnose einer generalisierten Angststörung nicht sicher gestellt werden.

13. Für die Diagnose einer generalisierten Angststörung müssen mindestens 4 Symptome aus den 6 Symptom-kategorien für Angst vorhanden sein.

14. Menschen mit einer phobischen Störung können typi-scherweise nicht erkennen, dass ihre Angst übertrie-ben oder ungerechtfertigt ist.

Übungsbogen zu Kapitel 5

Übungsbogen 5

1.–2. Nennen Sie die beiden wichtigsten Angststörungen ohne Phobie.

3. Aus welcher Symptomkategorie für Angststörungen muss zur Diagnose eines Angstzustandes mindestens ein Symptom vorhanden sein?

Richtig/Falsch

4. Bei einem Patienten, bei dem eine Woche nach Absetzen seiner langjährigen Benzodiazepinmedikation mehrere Panikattacken aufgetreten sind, kann eine Panikstörung diagnostiziert werden.

5. Typischerweise treten die generalisierte Angststörung und phobische Störungen gemeinsam auf.

6. Die generalisierte Angststörung findet sich häufiger bei Frauen, oft in Zusammenhang mit langdauernder Belastung durch äußere Umstände.

7. Panikattacken können besonders bei Männern im Zusammenhang mit depressiven Störungen auftreten.

8. Wenn die Panikattacken nur in Zusammenhang mit Symptomen einer Zwangsstörung auftreten, darf eine Panikstörung nicht diagnostiziert werden.

9. Bei einem Patienten mit insulinpflichtiger Zuckerkrankheit müssen die gelegentlich nach der Insulininjektion auftretenden Unruhezustände mit Zittern, Herzjagen und Kaltschweißigkeit akut mit Anxiolytika und langfristig bei differenzierten Patienten mit einer Psychoanalyse behandelt werden.

10. Panikattacken treten im Allgemeinen im Zusammenhang mit Agoraphobie auf.

11. Der Entzug von Benzodiazepinen verursacht keine Panikattacken.

12. Der Patient mit einer generalisierten Angststörung kennt den Auslöser seiner Angst nicht.

13. Patienten mit generalisierter Angststörung können normalerweise ihren sozialen und beruflichen Aufgaben nachgehen, auch wenn sie zu einem gewissen Grad beeinträchtigt sind.

14. Bei generalisierten Angststörungen gibt es keinen spezifischen phobischen Auslöser.

15. Auch wenn ein Patient alle Merkmale der generalisierten Angststörung zeigt, wird seine Erkrankung bei gleichzeitigem Auftreten von Panikattacken als Panikstörung bezeichnet.

Ordnen Sie den Angstzuständen die richtigen Merkmale zu:

Merkmale   **Angstzustand**

16. Wiederholte Panikattacken   A. Generalisierte Angststörung

17. Der Betroffene erlebt plötzlich akute Angst   B. Panikstörung

18. Anfälle von einigen Minuten Dauer

19. Der Patient macht sich einen Monat lang Sorgen über seine Krankheit

20. Der Patient erlebt allgemeine andauernde Angst

21. Episoden treten jederzeit und ohne erkennbaren Grund auf

22. Symptomatik tritt über einen Zeitraum von mindestens 6 Monaten an der Mehrzahl der Tage auf.

Übungsbogen 6

1.–3. Im Text werden drei Arten von Phobien genannt. Zählen Sie sie auf.

Richtig/Falsch

4. Ein Phobiekranker ist geheilt, wenn er erkennt dass der Auslöser seiner Angst in Wirklichkeit ungefährlich ist.

5. Viele Phobiekranke leben ohne große Angst und Leidensdruck, da sie die gefürchteten Auslöser in der Regel vermeiden können.

6. Katzenphobien treten in der Regel nach traumatischen Erlebnissen mit Katzen auf.

7. Die meisten Phobien, mit Ausnahme der sozialen Phobie, sind bei Frauen häufiger.

8. Chronische Phobien verschwinden in der Regel mit dem Älterwerden.

9. Spezifische Phobien sind nie so schwerwiegend, dass sie das normale Leben beeinträchtigen.

10. Die soziale Phobie ist häufig auf eine Art von Tätigkeit begrenzt.

11. Die soziale Phobie ist eine chronische Störung, die die Mehrzahl der Betroffenen behindert.

12. Der Agoraphobie-Kranke vermeidet öffentliche Plätze, wo im Notfall Hilfe oder Flucht nur unter Schwierigkeiten möglich wäre.

13. Ohne effektive Behandlung wird die Agoraphobie häufig chronisch, wenn auch im Allgemeinen fluktuierend.

14. Die Neigung, sich zurückzuziehen und zu verschließen, bestätigt die Notwendigkeit und den Wunsch des Agoraphobie-Kranken, allein zu sein.

15. Agoraphobie muss nicht von Panikattacken begleitet sein.

Ordnen Sie die drei Phobiearten den passenden Eigenschaften zu:

16. Deutliche Angst, sich öffentlich lächerlich zu machen.　　A. Agoraphobie

17. Der Kranke ist schizophren oder zwanghaft.　　B. Einfache Phobie

18. Betrifft häufig Höhen oder geschlossene Räume.　　C. Soziale Phobie

19. Angst vor der Benützung öffentlicher Toiletten.　　D. Unzutreffend

20. Angst vor weiteren Anfällen führt zum sozialen Rückzug.

21. Kann von Panikattacken begleitet werden.

22. Vermeidet Sprechen oder Singen vor anderen Menschen.

23. Phobieauslöser sind meistens Tiere.

24. Der Betroffene ist zunehmend an seine Wohnung gebunden.

25. Angst, die Wohnung zu verlassen oder alleine zu bleiben.

Übungsbogen zu Kapitel 6

Übungsbogen 7

1.–2. Angstsymptome können auf zwei Arten durch Medikamentengebrauch entstehen.

3.–4. Welche zwei am weitest verbreiteten psychiatrischen Störungen können mit der Angststörung verwechselt werden?

Richtig/Falsch

5. Hypoglykämie kann keine Symptome auslösen, die der Angst gleichen.

6. Zigarettenrauchen alleine kann keine angstähnlichen Symptome hervorrufen.

7. Die Einnahme bestimmter Medikamente verursacht physiologische Reaktionen, die wie Angstsymptome aussehen.

8. Vom Arzt richtig verordnete Medikamente können keine Abhängigkeit hervorrufen.

9. Im Allgemeinen sprechen psychiatrische Störungen gut auf Anxiolytika an.

10. Von den psychiatrischen Erkrankungen ist die Depression am schwierigsten von der Angststörung zu unterscheiden.

11. Eine Depression tritt praktisch nie als Folge einer Angststörung auf.

12. Anxiolytika sind zur der Behandlung begleitender Angst bei bestimmten körperlichen Erkrankungen nicht notwendig.

13. Eine positive Familienanamnese spricht bei differenzialdiagnostischen Überlegungen zwischen Angststörungen und Depression für eine Depression.

Übungsbogen zu Kapitel 7

Übungsbogen 8

1.–3. Welches sind die drei wichtigen Faktoren der situativen Angst?

Richtig/Falsch

4. Situative Angst kann normalerweise als Teil jeder schweren oder chronischen Krankheit auftreten.

5. Die gleichbleibende Angst vor dem Fliegen wird als situative Angst angesehen.

6. Eine kardiovaskuläre Erkrankung ist ein gutes Beispiel für eine Situation, in der Angst eine körperliche Krankheit begleiten kann.

7. Situative Ängste sind im Allgemeinen ungerichtete Ängste.

8. Die situativen Ängste stehen wie die Phobien in keinem proportionalen Verhältnis zur Wirklichkeit.

Lösungsbogen zu Kapitel 2

Lösungsbogen 1

1. Vegetative Symptome

2. Symptome, die Thorax und Abdomen betreffen

3. Psychische Symptome

4. Allgemeine Symptome

5. Symptome der Anspannung

6. Unspezifische Symptome

7. Epidemiologische Studien und Zwillingsstudien sprechen für einen genetischen Beitrag bei der Entwicklung von Angststörungen wie zum Beispiel der Panikstörung. Biologische Verwandte ersten Grades von Personen mit Panikstörung haben ein fünf bis siebenfach erhöhtes Risiko, eine Panikstörung zu entwickeln.

8. Pathologische Angst ist gekennzeichnet durch die die situative Unangemessenheit, ungewöhnliche Intensität, Dauer und Häufigkeit der Symptome. Für die pathologische Angst gibt es häufig keinen Auslöser.

Richtig/Falsch

9. Falsch. Die operationalisierten psychiatrischen Diagnoseinstrumente wie ICD-10 und DSM-IV vermeiden Be-

griffsbildungen, in denen auf die Ursache von Krankheiten geschlossen wird. Auf das Neurosenkonzept als Organisationsprinzip wird verzichtet.

10. Falsch. Bei einer Angststörung müssen nicht immer alle Symptome vorhanden sein.

11. Falsch. Angst ist immer ein körperliches und seelisches Phänomen zugleich.

12. Falsch. Die Art der psychopathologischen Auffälligkeiten – zum Beispiel das Auftreten von Angst – erlaubt letztlich keine Rückschlüsse auf die zugrundeliegenden Ursachen.

13. Falsch. Die Vulnerabilitätstheorie nach Zubin und Spring geht davon aus, dass bei vielen psychischen Krankheiten, nicht die Krankheit an sich, sondern die Veranlagung zur Krankheit vererbt wird.

Lösungsbogen 2

1. Primäre Angststörung: Eine Erkrankung, bei der pathologische Angstsymptome auftreten, die nicht durch eine andere Erkrankung verursacht sind.
    Sekundäres Angstsyndrom: Beim sekundären Angstsyndrom ist die auftretende Angst Folge einer anderen Erkrankung. Die Angstsymptome werden durch die andere Erkrankung verursacht.

2.–4. Allgemein-körperliche oder zerebrale Erkrankungen, die Wirkung oder der Entzug von Substanzen, psychiatrische Erkrankungen.

Richtig/Falsch

5. Falsch. Zum Beispiel können affektive Erkrankungen und Schizophrenie Symptome erzeugen, die mit einer primären Angststörung verwechselt werden können.

6. Falsch. Hirnorganische Angstsyndrome hängen im Wesentlichen von der Lokalisation der Hirnschädigung (Temporallappen, limbisches System) ab. Sie sind weitgehend unabhängig von der Art der Grunderkrankungen.

7. Richtig.

8. Richtig.

9. Richtig. Unter normalen Bedingungen gehen Stress und Angst vorüber und verursachen keine Angststörung. Das liegt teilweise daran, dass die Furcht im Allgemeinen angebracht ist und mit dem Situationswechsel verschwindet. Eine Stressreaktion kann jedoch Auslöser einer Angststörung sein, sodass später Angstsymptome ohne den Auslöser auftreten können.

Beurteilung

Wenn Sie mindestens 8 Punkte erreicht haben, zeugt dies davon, dass Sie den Stoff verstanden haben. Bei weniger als 8 Punkten sollten Sie Ihr Wissen durch eine Wiederholung des Stoffes vertiefen.

Lösungsbogen zu Kapitel 3

Lösungsbogen 3

1.–4. Auslöser der Symptome
Psychopathologische Querschnittsbefund
Psychopathologische Längsschnittsbefund
Psychosoziale Beeinträchtigung

Richtig/Falsch

5. Falsch. Die Unterscheidung zwischen primärer und sekundärer Angst ist der wichtigste diagnostische Schritt
bei der Diagnostik pathologischer Angst, da die Ursache der sekundären Angst auf jeden Fall bevorzugt behandelt werden muss.

6. Falsch. Der psychopathologische Querschnitt ist eines
der vier Kriterien, die zur Diagnose einer Angsterkrankung beitragen.

7. Falsch. Auch der Auslöser, der psychopathologische
Querschnitt und die psychosoziale Beeinträchtigung
tragen zur Diagnostik einer Angstsymptomatik bei.

8. Falsch. In einigen Fällen, z.B. bei Phobien, treten die
Angstsymptome nur angesichts gefürchteter Gegenstän-
de oder Situationen auf und gehen mit deren Verschwinden wieder zurück.

9. Falsch. Um festzustellen, ob eine Angststörung therapeutisch zu behandeln ist, muss das Ausmaß erkannt werden, bis zu dem ein Patient wegen der Symptome sein Leben ändern muss. Zum Beispiel ist in der Regel eine Spinnenphobie nicht therapiebedürftig.

10. Richtig.

Ergebnis

Wenn Sie mindestens 9 Punkte erreicht haben, sollten Sie mit dem nächsten Kapitel fortfahren. Wenn Sie weniger als 9 Punkte haben, sollten Sie den Stoff noch einmal wiederholen.

Lösungsbogen zu Kapitel 4

Lösungsbogen 4

1.–4. Die zwei Hauptkategorien der primären Angststörungen
sind Angststörung mit Phobien (phobische Störungen)
und Angststörung ohne Phobien (sonstige Angststörungen). Weiterhin gibt es noch die Kategorien Zwangserkrankungen und Reaktionen auf schwere Belastungen,
Anpassungsstörungen. Die vier Kategorien der Angststörungen sind wie folgt aufgebaut:

F40 (Primäre) phobische Störungen
  F40.0   Agoraphobie
  F40.00 ohne Panikstörung
  F40.01 mit Panikstörung
  F40.1   soziale Phobie
  F40.2   spezifische isolierte Phobie

F41 (Primäre) sonstige Angststörungen
  F41.0   Panikstörung (episodisch paroxismale Angst)
  F41.00 mittelgradig
  F41.01 schwer
  F41.1   generalisierte Angststörung
  F41.2   Angst und depressive Störung, gemischt

F42 Zwangserkrankungen
  F42.0   vorwiegend Zwangsgedanken oder Grübel-
          zwang
  F42.1   vorwiegend Zwangshandlungen

F42.2   Zwangsgedanken und -handlungen, gemischt
F42.8   sonstige Zwangserkrankungen
F42.9   nicht näher bezeichnete Zwangserkrankungen

**F43 Reaktionen auf schwere Belastungen, Anpassungs-
störungen**
F43.1   posttraumatische Belastungsstörung

5. Das wesentliche Symptom der generalisierten Angststörung ist eine über mindestens 6 Monate andauernde, generalisierte und anhaltende Angst, die aber nicht auf bestimmte Situationen in der Umgebung beschränkt oder darin nur anders betont ist, man nennt dies „frei flottierend".

6. Das wesentliche Kennzeichen der Panikstörung sind wiederkehrende schwere Angstattacken (Panik) über einen
Zeitraum von mindestens einem Monat, die sich nicht
auf eine spezifische Situation oder besondere Umstände
beschränken und deshalb auch nicht vorhersehbar sind.

7. Eine Panikattacke hat alle folgenden Charakteristika: Sie
ist eine einzelne Episode von intensiver Angst oder Unbehagen, beginnt abrupt, erreicht innerhalb weniger Minuten ein Maximum und dauert mindestens einige Minuten, mindestens insgesamt vier Symptome aus den 6
Symptomkategorien für Angst, davon mindestens ein vegetatives Symptom, müssen vorliegen.

8. Bei den Phobischen Erkrankungen handelt es sich um eine Gruppe von Erkrankungen, bei der Angst ausschließlich oder überwiegend durch eindeutig definierte, im Allgemeinen ungefährliche Situationen oder Objekte außerhalb der betreffenden Person hervorgerufen wird.

9. Das entscheidende Merkmal der Agoraphobie ist die
Angst, sich an Orten oder in Situationen zu befinden, in
denen im Falle des Auftretens einer Panikattacke oder
panikartiger Symptome eine Flucht schwierig oder peinlich oder keine Hilfe verfügbar wäre.

Richtig/Falsch

10. Richtig.

11. Falsch. Bei Menschen mit einer Panikstörung kann das Panikgefühl zusätzlich zu einer Agoraphobie auftreten.

12. Richtig.

13. Richtig.

14. Falsch. Menschen mit einer phobischen Störung erkennen normalerweise, dass ihre Angst übertrieben oder ungerechtfertigt ist.

Ergebnis

Wenn Sie mindestens 13 Punkte erreicht haben, können Sie zum nächsten Kapitel übergehen. Bei weniger als 13 Punkten sollten Sie wiederholen.

Lösungsbogen zu Kapitel 5

Lösungsbogen 5

1.–2. Generalisierte Angststörung
   Panikstörung

3.   Vegetative Symptome

Richtig/Falsch

4.   Falsch. Bei dem Patienten liegt möglicherweise ein Benzodiazepinentzug vor. Eine primäre Panikstörung kann jedoch nur dann diagnostiziert werden, wenn es sich bei dem Angstsyndrom um eine pathologische Angst handelt und kein sekundäres Angstsyndrom infolge einer körperlichen Krankheit, psychiatrischen Störung oder die direkte körperliche Folge einer Substanzeinwirkung ist.

5.   Falsch. Bei der Diagnose einer generalisierten Angststörung darf der Betreffende nicht die vollständigen Kriterien für verschiedene psychiatrische Erkrankungen wie depressive Episode (F32), phobische Störung (F40), Panikstörung, Zwangserkrankung (F42) oder hypochondrische Störung (F45.2) erfüllen.

6.   Richtig.

7.   Richtig.

8.   Richtig.

9. Falsch. Es handelt sich am ehesten um Unterzuckerung.

10. Falsch. Es gibt Panikattacken mit und ohne Agoraphobie.

11. Falsch. Der Entzug kann Panikattacken auslösen.

12. Richtig.

13. Richtig.

14. Richtig.

15. Richtig.

Merkmale

16. B

17. A

18. A

19. B

20. A

21. B

22. A

Ergebnis

Für den zufriedenstellenden Nachweis Ihrer Kenntnisse über den hier abgehandelten Inhalt sollten sie mindestens 20 richtige Antworten haben. Ist dies nicht der Fall, wiederholen Sie bitte gründlich, bevor Sie weiterarbeiten.

Lösungsbogen 6

1.–3. Einfache Phobie, Soziale Phobie, Agoraphobie

Richtig/Falsch

4. Falsch. Der Phobiekranke fühlt sich trotz dieser Einsicht seiner Angst gegenüber machtlos.

5. Richtig.

6. Falsch. Zwischen spezifischen Phobien und vorangegangenen traumatischen Erlebnissen ist kein Zusammenhang bekannt.

7. Richtig.

8. Falsch. Diese Phobien gehen selten ohne Behandlung zurück.

9. Falsch. Obwohl die meisten spezifischen Phobien nicht ernst sind, können manche doch Formen annehmen, die das tägliche Leben beeinträchtigen und eine verantwortliche Lebensführung erschweren.

10. Richtig.

11. Falsch. Es ist eine chronische Störung, die den Betroffenen aber selten behindert.

12. Richtig.

13. Richtig.

14. Falsch. Trotz dieser Verhaltensweisen haben Agoraphobie-Kranke deutliche Angst, allein zu sein.

15. Richtig.

Zuordnung

16. C

17. D

18. B

19. C

20. A

21. A

22. C

23. B

24. A

25. A

Ergebnis

Für den Nachweis zufriedenstellender Kenntnisse über die wichtigsten Konzepte und Grundsätze dieses Kapitels sollten Sie mindestens 23 Punkte erreichen. Wiederholen Sie dieses Kapitel, wenn Ihre Punktzahl unter 23 liegt.

Lösungsbogen zu Kapitel 6

Lösungsbogen 7

1.–2. Wirkungen von Medikamenten und Entzug von Medikamenten (oder beides)

3.–4. Depression und Schizophrenie

Richtig/Falsch

5. Falsch. Während einer Hypoglykämie können Symptome auftreten, die von Angst nicht zu unterscheiden sind.

6. Falsch. Menschen, die ständig bestimmte Medikamente oder Drogen zu sich nehmen – dazu gehören auch Koffein, Alkohol und Nikotin – können aufgrund dieses Gebrauches angstähnliche Symptome entwickeln

7. Richtig.

8. Falsch. Auch vom Arzt richtig verordnete Medikamente können eine Abhängigkeit oder einen Entzug hervorrufen.

9. Falsch. Sie sprechen im Allgemeinen nicht an. Das ist der Grund dafür, dass es so wichtig ist, zwischen anderen psychiatrischen Erkrankungen und der Angststörung zu unterscheiden.

10. Richtig.

11. Falsch. Eine Depression kann als Folge einer Angststörung auftreten.

12. Falsch. Anxiolytika sind zeitweise notwendig, um die begleitende Angst bei bestimmten körperlichen Erkrankungen wie z. B. Herzerkrankungen zu behandeln.

13. Falsch. Eine positive Familienanamnese kann sowohl bei Angststörungen als auch bei Depressionen vorhanden sein.

Ergebnis

Zufriedenstellende Kenntnisse über die wichtigsten Konzepte und Prinzipien der Angst als Teil anderer Erkrankungen haben Sie gesammelt, wenn Sie in diesem Übungsbogen mindestens 11 Punkte erreichen konnten. Weniger als 11 Punkte machen eine Wiederholung notwendig.

Lösungsbogen zu Kapitel 7

Lösungsbogen 8

1.–3. Die Angst hat einen Fokus.
Sie ist zeitlich begrenzt.
Sie muss nicht überproportional im Vergleich zur Wirklichkeit auftreten.

Richtig/Falsch

4. Richtig.

5. Falsch. Eine gleichbleibende Angst vor dem Fliegen wird als Phobie bezeichnet.

6. Richtig.

7. Falsch. Alle situativen Ängste haben einen Fokus. Es sind keine ungerichteten Ängste.

8. Falsch. Situative Angst tritt normalerweise nicht überproportional zur Bedrohung oder Situation auf. Das unterscheidet sie von den Phobien.

Ergebnis

Wenn Sie auf diesem Übungsbogen 7 oder 8 Punkte erreicht haben, gehen Sie zum nächsten Kapitel über. Bei weniger als 7 Punkten ist eine Wiederholung notwendig.